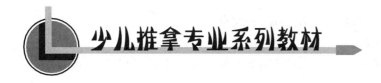

少儿推拿专业系列教材

总主编 孙德仁

少儿筋骨异常推拿调理

（供针灸推拿、康复保健、中医儿科、
中医骨伤专业用）

主 编 孙德仁 吴 凡

全国百佳图书出版单位
中国中医药出版社
·北 京·

图书在版编目（CIP）数据

少儿筋骨异常推拿调理 / 孙德仁，吴凡主编 . —北京：中国中医药出版社，2021.2

ISBN 978-7-5132-6446-4

Ⅰ . ①少… Ⅱ . ①孙… ②吴… Ⅲ . ①小儿疾病—筋膜疾病—推拿 Ⅳ . ① R244.1

中国版本图书馆 CIP 数据核字（2020）第 181861 号

中国中医药出版社出版

北京经济技术开发区科创十三街 31 号院二区 8 号楼

邮政编码　100176

传真　010-64405721

山东临沂新华印刷物流集团有限责任公司印刷

各地新华书店经销

开本 787×1092　1/16　印张 11.5　字数 274 千字

2021 年 2 月第 1 版　2021 年 2 月第 1 次印刷

书号　ISBN 978 - 7 - 5132 - 6446 - 4

定价　69.00 元

网址　www.cptcm.com

社 长 热 线　010-64405720

购 书 热 线　010-89535836

维 权 打 假　010-64405753

微信服务号　zgzyycbs

微商城网址　https://kdt.im/LIdUGr

官 方 微 博　http://e.weibo.com/cptcm

天猫旗舰店网址　https://zgzyycbs.tmall.com

如有印装质量问题请与本社出版部联系（010-64405510）

《少儿筋骨异常推拿调理》编委会

主　审　于天源

主　编　孙德仁　吴　凡

副主编　王秋生　师晓乐　贺　磊　郑慧敏
　　　　鲁梦倩

编　委　（以姓氏笔画为序）

王建红	王秋生	王峰峰	冯俊平
师晓乐	任俊太	刘冰赞	许　冰
李小琴	杨　岩	杨　锐	杨晓红
吴佳荣	张九龙	张淑贤	陈博睿
周永帜	周炳南	郑建军	胡安娜
贺　磊	夏慧萍	梁晓阳	鲁妍稹
魏　萌			

《少儿推拿专业系列教材》
总编委会

前　言

医学的目的是使人健康，而不是给人找病治病。中医的一大特色就是保健，即所谓"上医医未病之病，中医医欲病之病，下医医已病之病"，注重保健则可"不战而屈人之兵"，就可以不得病，少得病，即使得病了也会很快康复。作为中医学一个重要分支的少儿推拿养生保健调理，正是传承了这一重要理念并服务于少儿健康的，少儿推拿是造福千百万儿童的神圣事业。

少儿推拿源于小儿推拿。随着时代的变迁，社会的进步，医疗模式的转变，小儿推拿由医疗领域进入了"治未病"的养生保健领域，扩大了服务的范围和适应证。2009 年在中华中医药学会主办的全国首次小儿推拿学术沙龙上，孙德仁主任医师提出了"少儿推拿"这个概念，与会专家达成共识。2011 年由国家中医药管理局立项、山西省运城中医小儿推拿学校起草、中华中医药学会颁布实施的《中医养生保健技术操作规范·少儿推拿》正式规范了"少儿推拿"的概念。

少儿推拿是以中医理论为指导，辨证施治为原则，辅以中药草本药油，运用手法技巧于少儿体表特定部位或穴位之上，疏通经络，调和气血，平衡阴阳，扶助人体正气，改善机体的内部环境，调节脏腑器官生理功能，促进少儿健康生长发育，增强抗病能力，保健身体及防治少儿亚健康和疾病的一门学科。少儿推拿建立在中医儿科学和中医推拿按摩学的基础之上，是中医学的一个重要分支。

明代的周岳甫在其著作《小儿推拿秘诀》中充分肯定了少儿推拿的效果："其去轻病，如汤之泼雪；其去重病，如箒之拂尘，渐次亦净。用药犹有差池，而推拿毫无差池。"翻译成现代语言就是：应用少儿推拿治疗较轻的疾病，如同热水泼洒在雪上，可谓立竿见影；应用少儿推拿治疗较重的疾病，就好比用箒帚清扫灰尘，虽然稍慢，但逐渐也能见效。如果说用药物保健身体或治疗疾病还可能会有意外或失误的话，应用推拿是不会有问题的。由此可见，少儿推拿操作方法安全，防治效果显著，是真正的绿色疗法。

少儿推拿疗法是一个节约资源、绿色环保的健康工程。少儿推拿是一种单纯的手法操作，可以在家庭环境中操作，少儿容易接受，能消除少儿在疾病治疗过程中的恐惧心理。在实施推拿操作过程中少儿没有任何痛苦感，甚至感到是一种享受，使少儿在轻松愉快甚至是游戏之中恢复和保持健康，避免了家长"是药三分毒"的担心，完全符合当今医学界推崇的"无创伤医学"和"自然疗法"的要求。

为适应新时期大卫生的根本要求，党和国家站在历史和时代发展的战略高度，提出了医疗卫生工作的"战略前移"。此前移就是抓预防、"治未病"，真正贯彻"预防为主"的方针，它包括了思想观念前移、经费投入前移、研究内容重点前移等内容，改变了传统的"重治疗、轻预防"的思想观念。这一政策的实施也将给我国中医药事业带来深刻影响。

那种认为养生保健是老年人的事，孩子只要吃好穿好，没有什么养生问题，是一个认识的误区。在人的一生中，少儿期的生长发育变化是最为显著、最具特点的。少儿养生保健不仅重要而且非常必要，它决定着孩子一生的健康。少儿推拿就是根据孩子成长的不同年龄阶段的生理、病理特点，有针对性地进行养生保健调理，真正实现健康养生从孩子抓起。

利用少儿推拿养生保健技术来调整少儿健康状态有着悠久的历史和广泛的医疗实践基础，越来越受到家长和医务人员的重视。

少儿推拿之生命在临床，临床之关键在疗效。如何提高少儿推拿的养生保健治疗效果，做到一旦临证，机触于外，巧生于内，法从手出，手随心转，手到意到，意到气到，气到功到，手到而病除？精准的辨证和熟练的技术手法是必不可少的条件。而精准的辨证和熟练的技术手法，则建立在认真学习、理解和掌握中医学基础、中医儿科学基础、经络腧穴学、推拿手法学等相关基础学科知识之上。唯如此，才能学好少儿推拿，准确辨证施治，为少儿的健康成长提供优质服务。

少儿推拿已经有几千年的历史，为少儿的健康成长和少儿疾病的预防和治疗作出了巨大的贡献。但几千年来，少儿推拿的教学还是停留在师带徒或在家庭内部父传子的传统方式上。目前，少儿推拿的服务整体水平低下，少儿推拿服务手段缺乏规范，少儿推拿服务管理整体混乱，少儿推拿的专业人才严重匮乏，特别是少儿推拿专业人才的数量匮乏和质量低下已经成为制约少儿推拿养生保健调理事业发展的瓶颈。

为使大家更好地学习和掌握少儿推拿的理论和技术手法，提高少儿推拿的教学、实践和科研水平，造就更多的少儿推拿养生保健调理技术人才，推广普及少儿推拿事业，让更多的少儿享受少儿推拿养生保健服务，全面提高少儿健康水平，使他们不得病、少得病，即使得病了也容易康复，作为全国唯一的以教授少儿推拿为专业的中等专业技术学校——山西省运城中医小儿推拿学校，在国家中医药管理局以及中和亚健康服务中心的指导和帮助下，邀请全国知名儿科专家和推拿大师，从教材规划、编写大纲审定、教材质量的最后审查都进行了严肃、认真的工作。根据学校20年教学经验和学生素质特点，在参考大量文献资料的基础上，转益多师是吾师，转益他法为吾法，兼收并取国内专家、学者之所长，在继承传统理论的基础上，择优吸收现代研究成果，编写了这套"少儿推拿专业系列教材"，包括《少儿推拿中医学基础》《少儿推拿中医儿科学基础》《少儿推拿中医诊断学基础》《少儿推拿解剖生理学基础》《少儿推拿中药方剂学》《少儿推拿经络腧穴学》《少儿推拿手法学》《少儿推拿治疗学》《少儿推拿辅助调理》《少儿亚健康推拿调理》《少儿心理行为异常推拿调理》和《少儿筋骨异常推拿调理》。

本系列教材以养生保健调理为中心，以少儿推拿为特色，以中医学理论为基础，结合现代医学知识和科学技术手段，注重启迪学生的思维和实践能力的培养，以培养少儿推拿调理师所必备的基础知识和能力为主要目的，重在提升少儿推拿调理师的服务水平，注重教材的基础性、实用性和全面性，为有志于学习、推广、普及少儿推拿事业的社会各界人士提供一个学习平台，开辟一条通往成才的道路，使他们用有所学，学以致用。愿天下每个孩子都能享受到少儿推拿的佑护。

由于少儿推拿养生保健调理体系的研究是一项全新的工作，且"少儿推拿专业系列教材"为首次编写，虽经编写人员的共同努力，仍有许多不尽如人意之处，真诚希望各位学员及专家、学者多提宝贵意见，我们将在今后的教学、临床、科研中，对本系列教材不断修订，不断增加新知识、新观点、新内容，使之更加丰富和完善。

《少儿推拿专业系列教材》编委会

2020 年 6 月

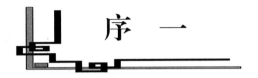

序 一

在山西运城有一所全国唯一的中医小儿推拿学校。该校自1992年创办至今，二十年中培养了数千名少儿推拿专业的学生。该校实施教学、临床、科研三结合的教育模式，突出实践教学，注重技能培养，学生动手能力强，很受用人单位欢迎和好评。目前，该学校办学规模不断扩大，得到了社会广泛赞誉。

当今社会十分注重学历和文凭，一所中专学校能发展到今天，很重要的一点是这所学校有一位真正热爱中医专业的领头人——校长孙德仁。他1983年自山西中医学院毕业后便从事儿科工作，在临床他亲眼目睹了少儿服药和打针的痛苦和不便，同时也发现少儿推拿不仅效果好，而且运用十分方便，容易推广。为此，他潜心钻研少儿推拿理论，虚心向名医名家学习推拿技巧，通过自己的努力终于成为一名很有名望的少儿推拿专家。不仅如此，他深知继承发扬中医事业不能单靠一个人或一代人，而是要靠代代传承，靠团队的力量。于是他多方筹措资金，克服种种困难，在运城开办了全国唯一的一所小儿推拿学校，并且二十年始终如一地从事少儿推拿教学、临床、科研工作，取得了丰硕的成果。

在办校过程中，孙德仁校长不仅身体力行，还带领学校的专家团队共同探索，努力办出学校自己的特色。这就是以少儿推拿"治未病"为发展方向，重点培养学生的推拿保健调理技术。孙德仁校长带领他的团队先后完成了《中医养生保健技术操作规范·少儿推拿》和《亚健康服务规范·少儿推拿调理》的编写工作，在全国产生了较大的影响。

在取得成绩的同时，他们不满足现状，不断追求。为了进一步提高教学质量，为社会培养更多高质量技术型人才，近年来在原有校内教材的基础上，孙德仁校长带领他的团队编写了一套更加规范的少儿推拿专业系列教材。这套教材不仅反映了他们20年来教学的丰富经验，而且得到了全国有关知名专家的悉心指导，使得少儿推拿专业系列教材在权威性、实用性、适用性上达到了更高的层次，能全面反映具有中医特色的少儿推拿疗法的内涵。

欲穷千里目，更上一层楼！希望他们继续努力，把学校办成一个传承中医少儿推拿技术的基地，办出一个有他们自己特点的文化品牌。得知教材即将付梓，乐为之序！

金义成

二〇一二年十月八日

（金义成，著名儿科推拿专家，《海派儿科推拿》主编，原上海中医学院推拿系儿科推拿教研室主任）

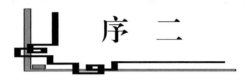

序　二

　　少儿推拿学是中医学的一个组成部分，有着悠久的历史，是我国历代医家为保证儿童健康、防治少儿疾病的经验积累和理论升华，至今已形成一套在中医基本理论指导下具有独特专科临床体系的中医学科。

　　推拿古称按摩，远在战国时期，按摩在医疗中就被广泛应用，《史记》中就记载了名医扁鹊运用按摩、针灸成功抢救虢太子的尸厥病。我国第一部按摩专著《黄帝岐伯按摩十卷》（已佚）据考证也是秦汉时期著成的。魏晋至隋唐，推拿按摩更为发展，已有按摩专科，并设立按摩博士、按摩师，于"太医署"内教授按摩。隋唐时期已有膏摩疗法用以保健和防治少儿疾病。唐《备急千金要方》云："小儿虽无病，早起常用膏摩囟上及手足心，甚避风寒。"又云："治小儿夜啼，以小儿母手掩脐中，亦以摩儿头及脊，验。"从晚唐始，我国的按摩疗法已开始传入朝鲜、日本、法国，并流向世界，至今按摩在印度和西欧国家医学中仍被作为独立学科而得到重视。据考证，现在法语的"马沙适"就是根据唐朝称按摩为"摩沙"的译音。

　　宋代以后，推拿学得到进一步的发展，并且由经验积累上升为理论体系。至明代则完整地形成了少儿推拿学科的独立体系。如收集在《针灸大成》内的《保婴神术按摩经》是我国现存最早的少儿推拿专著，称按摩为推拿亦是从此书开始的。此后，涌现了一大批少儿推拿专著，如《小儿推拿方脉活婴秘旨全书》《小儿推拿秘诀》等。清代熊应雄的《小儿推拿广意》、骆潜庵的《幼科推拿秘书》、夏云集的《保赤推拿法》以及张筱衫的《厘正按摩要术》等是最具代表性的少儿推拿专著，影响很大，流传甚广。

　　在党的中医政策指引下，少儿推拿专科得到前所未有的发展。山西省运城中医小儿推拿学校作为我国第一所专门培养少儿推拿人才的专科学校应运而生。校长孙德仁主任医师带领该校专业人员认真开展教学、临床、科研工作，为我国少儿推拿人才的培养付出了辛勤的劳动、作出了突出贡献。通过20多年来的教学、临床实践，总结摸索出了培养中医少儿推拿人才的教学模式与系列教材。这套教材包括：《少儿推拿中医学基础》《少儿推拿中医儿科学基础》《少儿推拿中医诊断学基础》《少儿推拿解剖生理学基础》《少儿推拿中药方剂学》《少儿推拿经络腧穴学》《少儿推拿手法学》《少儿推拿治疗学》《少儿推拿辅助调理》《少儿亚健康推拿调理》《少儿心理行为异常推拿调理》和《少儿筋骨异常推拿调理》，是一套比较系统、完整的中等职业少儿推拿专业教科书。我们还高兴地看到，该校在 2010 年开展的由国家中医药管理局委托的"中医养生保健技术操作规范·少儿推拿"课题已通过专家鉴定，该操作规范已作为国家标准在全国颁布实施。我们相信，这套少儿推拿专业系列教材将在教学实践中不断改进、不断丰富，必将为我国培养中医少儿推拿人才作出贡献。

朱锦善

2012 年 8 月 6 日

（朱锦善，著名中医儿科学家，中华中医药学会儿科学会副会长，全国中医药高等教育学会儿科学会常务副理事长）

编写说明

　　《少儿筋骨异常推拿调理》是研究少儿常见软组织损伤引起的筋骨异常病症及其与脏腑、经络、气血之间的关系，并应用少儿推拿方法进行调理治疗的一门临床实用技术教材。全书介绍了少儿筋骨异常的概念，少儿筋骨异常的病因病机、分类与辨证诊断，少儿筋骨异常推拿调理手法与施术原则；较系统地论述了少儿脊柱与四肢部常见筋骨异常病症的推拿治疗与保健调理方法，常见关节脱位的整复手法，损伤后遗症的诊断与治疗，脊柱与四肢部常用的功能锻炼方法。

　　本书较系统地阐述了少儿常见筋骨异常病症的基本理论及常见病症的辨证施术原则与手法操作技能，反映了少儿推拿调理技术在预防、治疗少儿筋骨异常方面的新成果。这些知识对提高推拿调理师的临床实践能力有很大帮助，使其系统地掌握少儿推拿调理的基本理论、基本知识和基本技能，可有效防治少儿伤筋、脱位等筋骨异常病症，同时也体现了素质教育、创新能力与实践能力的培养。本书适合针灸推拿、康复保健、中医儿科、中医骨伤专业的学员学习使用，也可以作为相关专业教师和临床医师的参考用书。

　　本书采撷了多版中医药院校本科、专科教材的一些内容以及同道的成果。在此，谨对各位专家、学者、主编及出版社表示衷心的感谢和敬意。

　　本书是首次编写的专门针对 14 岁以下少儿常见的筋骨异常推拿调理专业教材，虽然全体编委均认真努力，但疏漏不足之处仍在所难免，敬请同道及读者多提宝贵意见，以便不断总结经验，再版时修订提高。

《少儿筋骨异常推拿调理》编委会

2020 年 6 月

目 录
CONTENTS

第一章 少儿筋骨异常总论

第一节 概 述

少儿筋骨异常是指少儿在母体子宫内或生产过程中，出生后日常生活学习、文体活动中，受压迫、牵拉、外力撞击、强力扭转或因不慎而跌仆、闪挫以及不当用力或不良姿态等因素造成的软组织和骨骼损伤。一般表现为少儿身体损伤部位的关节、肌腱、韧带、肌肉、筋膜等外在解剖结构畸形、变形、脱位等形态或功能异常。少儿筋骨异常包括筋的异常和骨的异常。筋的异常是指少儿损伤部位的机能或结构异常，而无骨折、脱位或皮肤破损者，也称筋伤，西医学称之为软组织损伤，是少儿最常见的病症之一。严重的软组织损伤常常伴有关节脱位，甚至骨折，这就是所谓骨的异常。发生关节脱位或骨折时亦可伴有软组织损伤；严重的关节损伤也往往伴有关节脱位及关节周围软组织损伤。换言之，软组织损伤、关节损伤或脱位、骨折三者之间关系非常密切，俗语称之为"伤筋动骨"。本书主要研究、探讨与少儿相关的软组织损伤、关节损伤或关节脱位等筋骨异常的推拿调理，故称之为"少儿筋骨异常"。

第二节 源流与发展史

少儿筋骨异常推拿调理源自中医伤科推拿。少儿不是简单的成人缩小版，其筋骨的发育尚未完善，在生理病理上有着区别于成人的特点。少儿的骨骼富于弹性但坚固不足，不易完全骨折而易弯曲和变形。随着年龄的增长，骨骼坚固性增强但韧性减低，所以少儿较成人不易发生骨折。少儿筋肉全而未壮，功能较弱，力量、耐力差，易损伤，任何超过筋肉本身耐受力的因素，如过度活动、外力直接撞击、外力牵拉等均可伤及筋肉，使筋肉松弛或受损，甚则累及骨骼，发生骨骼变形。随着年龄增长，筋肉逐渐强健，遇到外力撞击时，筋肉可以有效地对外力进行缓冲，从而保护骨骼不受损坏。故少儿筋骨异常的病因病机、临床表现、治疗等与成人有所不同，除参考成人筋骨异常的诊断治疗外，还要根据少儿本身的生理病理特点进行诊断治疗。

中医学对筋骨异常的诊断及治疗积累了丰富的经验。《医宗金鉴·正骨心法要旨》"腰骨"一节中提到"若跌打损伤，瘀聚凝结，身必俯卧，若欲仰卧、侧卧，皆不能也，疼痛难忍，腰筋僵硬，宜手法"；又在"踝骨"一节中有"或驰马坠伤，或行走错误，则后跟骨向前，脚尖向后，筋翻肉肿，疼痛不止，先用手法拨筋正骨，令其复位”等记载，说明我们的祖先早已掌握了伤筋的病因、症状及治疗方法。目前，中医伤科所采用的推拿按摩治疗方法，是在继承了祖国历代医家治疗经验的基础上，结合临床实践加以总结发展而来的。

中医伤科学的起源与形成，与劳动人民长期的劳动生活、生产实践紧密相关。远古时代，我们的祖先为了生存，靠着有限的劳动经验、原始的劳动工具，以集体的智慧来对付自然界的各种灾难，抗击猛兽的频繁侵袭。当人类与毒蛇、猛兽搏斗或部落之间发生战争时，常常也会发生外伤。人们就在损伤疼痛、肿胀处抚摸、按压，或对伤口用泥土、树叶、草茎等进行涂裹，以减轻损伤处疼痛、肿胀。经过长期的反复实践，摸索出一些能医治损伤性疾病的方法，这便是推拿按摩法的起源。

周代已有专人掌管骨科疾病的治疗。《周礼》中记载的“疡医”，就是负责金属器刃损伤所致创伤和筋骨损伤等疾病的治疗。《黄帝内经》（以下简称《内经》）是我国医学文献中现存最早的一部典籍，是中医理论的鼻祖，也是筋骨异常治疗的理论基础。如《灵枢·经水》有云“若大八尺之士，皮肉在此，外可度量，切循而得之，其死可解剖而视之”；《灵枢·骨度》通过体表测量人体骨骼的长短、大小、广狭，按头颅、躯干、四肢各部折量出一定的标准分寸，由于解剖学的发展为筋骨异常提供了形态学基础。《灵枢·经筋》论述了附属于十二经脉的筋肉系统；《素问》阐发了“气伤痛，形伤肿”；指出“因于湿，首如裹，湿热不攘，大筋软短，小筋弛长，软短为拘，弛长为痿”以及“肝主筋，肾主骨，脾主肌肉”的理论基础，这些理论一直指导着伤科基础理论研究和临床医疗实践。《内经》还对“筋”“筋膜”“肌肉”等名词的概念及其形态、功能、病变做了描述，记载了跌打损伤的症状和诊断；在治疗上，已广泛采用针灸、熨帖、按摩和药物等方法。《神农本草经》中载有“主金创续绝筋伤”药物达数十种之多，至今这些药物在筋骨异常的疾病中仍然使用。《金匮要略》中记载有治疗“金疮”的王不留行散及一些治疗筋骨损伤的方剂。可见，当时伤科学已取得了一定的发展。此外，《吕氏春秋·尽数》曰：“流水不腐，户枢不蠹，动也。形气亦然。形不动则精不流，精不流则气郁。”其主张采用运动锻炼的方法治疗足部“痿躄”，为后世伤科动静结合的功能疗法奠定了理论基础。

汉代著名的外伤科医学家华佗，常用方药、针灸治病，更擅长外科手术，并创立了“五禽戏”，这一疗法对后世有深远影响，至今筋骨异常的调理治疗仍把功能锻炼作为治疗方法之一。

魏、晋、南北朝时期葛洪的《肘后救卒方》，明确记载了骨折、脱臼的治疗方法；对筋伤的肿胀、疼痛，在用活血化瘀药物内服的同时，提出配合外用药酒涂擦患处以增强活血力量等，这些方法一直沿用到现在。皇甫谧的《针灸甲乙经》，是我国现存最早的针灸学专著，也是最早将针灸学理论与腧穴学结合的著作，为调理治疗筋骨异常的取穴及针刺提供了理论依据。

隋代巢元方的《诸病源候论》为我国第一部病理专著。该书明确提出筋伤有别于骨折、脱臼的诊断名称，描述了筋伤所出现的症状，其中《金创伤筋断骨候》指出：筋伤后可引起循环障碍（营卫不通），创虽愈合，仍可遗留神经麻痹和运动障碍的症状，并提出在受伤后伤口必须立即缝合的正确观点。

唐代孙思邈的《备急千金要方》中记载了世界上最早的治疗颞颌关节脱位的复位方

法："一人以手指牵其颐，以渐推之，则复入矣。推当疾出指，恐误啮伤人指也。"并指出整复后可采用蜡疗和热敷，以助关节功能的恢复。王焘的《外台秘要》提出了用毡做湿热敷，以减轻损伤肢体的疼痛的方法。我国第一部伤科专著是蔺道人的《仙授理伤续断秘方》，阐述了骨折的治疗原则为正确复位、夹板固定、功能锻炼、药物治疗直至骨折愈合。指出复位前要先用手摸伤处，识别骨折移位情况，采用拔伸、捺正等手法。骨折整复后，将软垫加在肢体上，然后用适合肢体外形的杉树皮夹板固定。"凡曲缚，如手腕脚凹手指之类，要转动，用药贴，将绢片包之。后时时运动，盖曲则得伸，得伸则不得屈，或屈或伸，时时为之方可"，这种动静结合治疗骨折的理论，对后世医家影响甚大。对开放性骨折，他主张"煎水洗"，即采用经过煮沸消毒的水冲洗污染的伤口和骨片，皮破必须用清洁的"绢片包之"，"不可见风着水，恐成破伤风"等，时至今日，此仍为处理开放性骨折的准绳。

元代危亦林的《世医得效方》在继承前人治疗骨伤经验基础上，对骨折、脱位的整复手法和固定技术有所创新。可以这样说，危氏是世界上最早采用悬吊复位法治疗脊柱骨折的医者："凡挫脊骨，不可用手整顿，须用软绳，从脚吊起，坠下身直。其骨使自归窠，未直则未归窠，须要待其骨直归窠，却用接骨膏，或定痛膏，或补肉膏敷，以桑皮一片，放在药上，杉皮两三片，安在桑皮上，用软物缠夹定，莫令曲，用药治之。"他还把髋关节脱位分为前后两型："脚大腿根出臼，此处身上骨是臼，腿骨是杵。或出前，或出后，须用人把住患人身，一人拽脚，用手尽力搦归窠。或是挫开，又可用软绵绳从脚缚，倒吊起，用手整骨节，从上坠下，自然归窠。"危氏又把踝关节骨折脱位分为内翻、外翻两型，并按不同类型施用不同复位手法："须用一人拽去，自用手摸其骨节，或骨突出在内，用手正从此骨头拽归外，或骨突向外，须用力拽归内，则归窠。若只拽不用手整入窠内，误人成疾。"

明代太医院十三科中就有正骨科（又名正体科）。薛己撰《正体类要》共两卷，上卷论正体主治大法及记录治疗骨伤科内伤验案 65 则；下卷介绍诸伤方 71 首。薛氏重视整体疗法，如"且肢体损于外，则气血伤于内，荣卫有所不贯，脏腑由之不和，岂可纯任手法，而不求之脉理，审其虚实，以施补泻哉"，阐明了伤科疾病局部与整体的辩证关系。

清代伤科又有了新的发展。吴谦所主编的《医宗金鉴·正骨心法要旨》系统地总结了清代以前的骨伤科经验，从理论到实践，图文并茂，是一部较完整的正骨书籍。其中对于筋伤的诊断、手法治疗都有明确的记载："盖一身之骨体，既非一致，而十二经筋之罗列序属，又各不同……筋之弛、纵、卷、挛、翻、离、合，虽在肉里，以手扪之，自悉其情"，提到了用摸法诊断筋伤，以按摩、推拿法治之，具体到按摩推拿的手法定义、适应证及手法的作用及机理，而且强调了正确运用手法的重要性，就是必须先"知其体相，识其部位"，才能"一旦临症，机触于外，巧生于内，手随心转，法从手出"，达到"法之所施，使患者不知其苦"的境界，如此则手法运用更加具有科学性。将正骨手法归纳为摸、接、端、提、推、拿、按、摩八法，并运用手法治疗腰腿痛等伤筋疾患，使用攀索叠砖法整复胸腰椎骨折脱位。在固定方面，"爰因身体上下正侧之象，制器以正之，用辅手法之所不逮，以冀分者复合，欹者复正，高者就其平，陷者升其位"，并创新和完善了多种固定器具。例如：对脊柱中段采用通木固定，下腰部损伤采用腰柱固定，四肢长骨干骨折采用竹帘、杉篱固定，髌骨骨折采用抱膝器固定等。此外，沈金鳌的《杂病源流犀烛》对外伤的病因病机、辨证治疗有所阐发；顾世澄的《疡医大全》对跌打损伤及一些骨关节疾病有进一步的论述；钱秀昌的《伤科补要》、赵竹泉的《伤科大成》、胡延光的《伤科汇纂》等专著都系统详述了各种损伤的临床表现、病因病机和治疗，并附有很多治验的病案，是后人学习与研究中医骨伤科学的重要文献。钱秀昌的《伤科补要手法论》特别提到："虽笔之于书，乃活法多端，难以尽述，须得口传心授，临症多而活法变，庶无误耳。"可见筋骨异常的治疗调理发展到清代，多采取师授家传的方法相传，影响至今，形成了多种流派。

筋骨异常的推拿调理是数千年来我国劳动人民在与伤病做斗争中不断积累理论知识和临床经验的基础上形成，其中不少治疗方法在当时处于世界领先水平。

中华人民共和国成立后，党和政府大力提倡发展中医学。自1956年开始，全国各省市中医院校相继成立，各地有条件的省、市、县均相继成立了中医院并设有伤科、正骨科或骨伤科，聘请各地著名中医骨伤科专家到学院和医院执教与医疗。全国的一些省市相继成立了骨伤科研究机构，对伤科医学的发掘、继承、提高起到了积极作用。我国骨伤科医务工作者，尤其推拿按摩医务人员以辩证唯物主义为指导，实行中西医结合，积极开展手法治疗骨关节及其周围筋肉组织损伤的研究工作。近年来，国内很多省、市、自治区先后办起了推拿按摩训练班及学校，培养推拿按摩专业人员。推拿按摩医学在伤科领域中的广泛运用已取得了新的成就和发展。今后，我们一定要用现代科学知识和方法去整理、研究、总结极其丰富的伤科医学，发扬中医学精髓，使少儿筋骨异常推拿调理适应新的形势需要，更好地为人类健康事业作出贡献。

第二章 少儿筋骨异常的病因病机

第一节 病 因

中医学关于筋的概念，记载于《素问·五脏生成》"诸筋者，皆属于节"，即认为筋为骨节部位附着的有形之物。综合历代文献及西医学解剖知识，"筋"主要指人体的筋膜、肌肉、肌腱、韧带、关节囊、椎间盘、神经等组织。中医学认为，凡因各种急性外伤、慢性劳损以及风寒湿邪侵袭等原因造成人体上述组织损害的统称为"筋伤"，相当于西医学的软组织损伤。中医学关于骨的概念，见于《灵枢·经脉》"骨为干"。骨性坚刚，能支持形体，为人身之支架，这种作用有赖于髓的滋养。因少儿"形气未充"，又处于生长发育时期，在各种因素的作用下也容易出现骨骼的异常。少儿筋骨异常是指少儿在母体子宫内或生产过程中，以及出生后日常生活学习、文体活动中受压迫牵拉、外力撞击、强力扭转、跌仆闪挫以及不当用力或不良姿态等因素造成的软组织和骨骼损伤，表现为少儿身体损伤部位的关节、肌腱、韧带、肌肉、筋膜等外在解剖结构畸形、变形、脱位等形态异常或功能障碍。少儿筋骨异常发生的原因，可分为外在因素与内在因素。

一、外在因素

中医学认为，外来暴力、猛烈撞击、重物挫压、不慎跌仆、强力扭转均可引起筋骨异常。如《内经》中有"坠落""击仆""举重用力"的记载；隋代巢元方的《诸病源候论》有"金疮伤筋断骨候"等论述；《伤科汇纂》载"有因挫闪及失枕而项强痛者"。由此可见，外力作用是造成少儿筋骨异常的主要原因，外感六淫与邪毒感染也与筋肉的损伤有密切关系。

（一）外力作用

由于跌仆、坠堕、撞击、闪挫、扭捩、挤压、负重、劳损等所引起的筋骨异常，都与外力作用有关。根据外力性质的不同，可分为直接暴力、间接暴力、肌肉紧张和持续劳损四种。

1. 直接暴力 直接暴力所致的损伤常发生在与外力接触的部位，如挫伤、创伤等，并且肿胀、皮下瘀血、皮肤青紫等症状出现较早。

2. 间接暴力 间接暴力所致的损伤发生在远离外力接触的部位，如传达暴力、挫伤暴力引起的骨关节脱位等，一般症状出现较迟，有些在伤后 2～3 日始有肿胀和疼痛，严重病例亦有立即出现症状者。

3. 肌肉紧张 肌肉紧张收缩亦可造成筋骨损伤，如跌仆时肌肉过度收缩牵扯可引起骶髂关节半脱位或腰椎后关节紊乱症。

4. 持续劳损 持续劳损又分为静止性劳损和疲劳性劳损。

（1）静止性劳损 静止性劳损是长时间保持在一个静止状态所致，如少儿坐姿不良，长时间弯腰、低头所引起的局部筋肉劳损。

（2）疲劳性劳损 疲劳性劳损是重复性动作长时间持续产生的，如长时间玩手机、电子游戏可导致手部关节的损伤；经常跷二郎腿容易弯腰驼背，造成腰椎与胸椎压力分布不均，甚至可导致骨盆倾斜。

《素问·宣明五气》曰："久视伤血，久卧伤气，久坐伤肉，久立伤骨，久行伤筋，是谓五劳所伤也。"《内经》认为，久劳可致筋肉损伤。此种损伤，症状出现缓慢，有的外表无特殊变化，而内部筋肉已有改变，多呈僵硬或筋结。

（二）外感六淫与邪毒感染

外感六淫诸邪或邪毒感染，均可导致少儿筋骨发生疾患。风寒湿邪最易伤筋，《素问·阴阳应象大论》说"地之湿气，感则害皮肉筋脉"；《医宗金鉴》云"若素受风寒湿气，再遇跌打损伤，瘀血凝结，肿硬筋翻"；《仙授理伤续断秘方》曰"损后中风，手足痿痹，不能举动，筋骨乖张，挛缩不行"，均为风寒湿邪引起伤筋的例证。

各种损伤还可因风寒湿邪乘虚侵袭，气机不得宣通而出现反复发作性疼痛，或出现筋肉挛缩、松弛无力，致关节活动不利，肢体官能障碍等，如筋强、筋挛、筋出槽等。

二、内在因素

少儿一直处于生长发育的过程中，无论在形体、生理等方面，都与成人不同。

（一）少儿骨质特点

少儿骨骼内有机物含量较多，有机物与无机物之比可达 1 : 1 左右，故硬度较小，弹性较大，不易发生骨折，但易变形。在儿童少年时期，长骨的骨骺与骨干之间存在骺软骨，后者不断增生骨化，使骨的长度不断增加，在 12 ～ 18 岁期间，大部分的骺软骨生长速率快，四肢骨尤甚。18 岁以后，各骨渐次停止这种生长。一般女子在 22 岁、男子在 25 岁之后，骺软骨全部骨化，骨干与骺结成一个整体，骨的长度不再增加，身高停止增长。

（二）骨的生长

骨的生长与诸多因素有关，主要有遗传、激素分泌、维生素摄取及运动等因素。小儿的骨骼较细，骨膜比较厚，以内层最显著，骨膜血液供应较丰富，骨膜内层有成骨作用，成年后骨膜逐渐变薄，血管也逐渐变少。当幼儿骨折时，因骨膜厚，血液供应充足，故愈合较快，塑性力亦强。儿童时期骨密质较薄，骨松质较厚，故儿童骨承受压力和肌肉拉力的能力较成人差。

（三）少儿骨关节

少儿骨关节的关节窝较浅，关节面软骨比较厚，关节囊较薄，关节周围韧带松弛，肌肉纤维比较薄弱，所以关节的伸长性及灵活范围比成人大，灵活性与柔韧性比成人好。但因少儿关节组织发育不完善，牢固性及稳定性较差，在外力作用下易造成脱位或半脱位，尤其是肩关节和肘关节，故不宜重拉。

少儿胸曲和骶曲在胚胎时已形成，颈曲则是在出生后 3～4 月能抬头后才出现，而腰曲则是在出生后 1 岁左右开始直立行走时才形成，在卧位时这些弯曲很容易变直，7 岁以后这些弯曲才被韧带所固定，14 岁以后脊柱生理性弯曲基本固定。

正常人因左、右臂肌肉发达程度的差异（左势或右势），可能会引起脊柱的轻度侧弯，如脊柱侧弯过大，则会形成脊柱畸形。由于少儿椎骨的软骨层较厚，脊柱富于弹性，可塑性强，所以对少儿的护理不善，坐立或行走姿势不良及鞋不合脚等影响，都容易引起脊柱弯形。在儿童少年时期，脊柱畸形不严重者，可通过推拿手法予以矫正。

另外，还要考虑生理上的因素，新生儿出生后表现为小手经常处于抓握状态，肩关节和髋关节都是僵硬的，这是少儿从母体内狭窄空间中出来的生理反应；儿童期的生长痛也会导致少儿出现筋骨的僵硬疼痛以及代偿性肌肉紧张。久病、体弱、平素缺乏锻炼、肌肉不够强壮、身体素质较差的少儿可能更容易遭受损伤。据临床观察，有些腰部扭伤的病例，仅发生于弯腰拾物。哈欠伸腰亦可引起腰椎间盘突出症。轻微负重就会引起闪腰岔气等，常无明显外伤史。这类损伤因非强大暴力所致，常不足以引起肌肉断裂伤，而以筋出槽、筋移位的病理改变为主，故症状虽重，但痛点常不明确。

第二节　病　机

少儿具有"脏腑娇嫩，形气未充"的生理特点，发育尚未完善，称为"稚阴稚阳"。这一生理特点决定了他们体质嫩弱，御邪能力不强，不仅容易被外感、内伤诸种因素伤害而致筋骨异常，而且可导致各种脏腑病变。明代医家薛己说："肢体损于外，则气血伤于内，营卫有所不贯，脏腑由之不和。"（《正体类要》）可见人的正常生命活动有赖于气血、经络、脏腑等各部分之间的功能正常。若机体受到外在因素的作用或内在因素的影响而遭受损伤后，气血、经络、脏腑之间的功能失调，一系列症状便随之产生。

少儿筋骨损伤易引起经络闭阻，气血凝滞，导致脏腑的不和；亦可由脏腑不和引起经络、气血病变，导致皮肉筋骨病损。现从气血、经络、脏腑几方面阐明其病机。

一、气血

气血的功能，外可充养皮肉筋骨，温煦肢体；内可灌溉五脏六腑，濡养全身。气为血帅，血为气母，气血相辅相成，互相依附，循环全身，周流不息，维持人体正常生命活动。机体损伤与气血的关系十分密切，当少儿因自身因素或受到外力伤害后，气血运行发生紊乱而出现一系列的病理改变。如气虚则血脱，气结则血凝，气迫则血走；反之，血凝则气滞，血虚则气虚，血脱则气亡。少儿一切损伤病症的发生、发展无不与气血有关。

《素问·阴阳应象大论》云："气伤痛，形伤肿。故先痛而后肿者，气伤形也；先肿而后痛者，形伤气也。"明代医家吴昆在其著作《黄帝内经素问吴注》中解释说："气无形，病故痛。血有形，病故肿。故先痛而后肿者，气伤形也；先肿而后痛者，形伤气也。先痛后肿，为气病而伤及于血也。先肿后痛，为血病而伤及于气也。"说明损伤之症多伤及气血，伤气则气滞，伤血则血瘀，气滞会导致血瘀，血瘀能阻碍气机运行，以致病变为血滞于肌表而出现青紫、肿痛。《杂病源流犀烛》曰："跌扑闪挫，卒然身受。由外及内，气血俱伤病也……忽然跌，忽然闪挫，必气为之震，震则激，激则壅，壅则气之周流一身者，忽因所壅而凝聚一处，是气失其所以为气矣。气运乎血，血本随气以周流，气凝则血亦凝矣；气凝在何处，则血亦凝在何处矣。夫至气滞血瘀，则作肿作痛，诸变百出。"故气血滞于肌表则表现为青紫肿痛，阻于营卫则会出现郁而生热，积于胸胁则发展为痞满胀闷，结于脏腑严重时可出现癥瘕积聚。《圣济总录·伤折门》："若因伤折，内动筋络，血行之道不得宣通，瘀积不散，则为肿为痛。"故少儿软组织扭挫伤，表现为局部肿胀、青紫、疼痛、活动受限，其主要病机是气滞血瘀，络脉不通。

另外，气脱或血脱常常见于创伤严重出血时，不属于推拿范畴，故不做赘述。

二、经络

《灵枢·本脏》曰："经脉者，所以行气血而营阴阳，濡筋骨，利关节者也。"这指出了经络是运行气血的通路，它内联脏腑，外络肢体，沟通表里，贯穿上下，调节人体各部功能。因此，经络畅通，则气血调和，濡养周身，肢体强健，维持脏腑正常生理活动功能。若经络阻塞，则气血失调，濡养阻滞，肢体受损，而致脏腑不和，引起病变。

中医认为腰是人体活动的枢纽，具承上启下之功。《灵枢·刺节真邪》说："腰脊者身之大关节也。"《圣济总录》说："腰者一身之要，屈伸俯仰，无不由之。"《诸病源候论》曰："劳伤之人，肾气虚损，而肾主腰脚，其经贯肾络脊，风邪乘虚卒入肾经，故卒然而患腰痛。"腰为肾之府，肾经、膀胱经和脊柱相联络，故这些经脉的病变可引起腰背、臀部及下肢放射性疼痛，临床中可于少儿承扶穴、委中穴、承山穴、昆仑穴等找到压痛点。

《难经》记载："督脉者，起于下极之俞，并于脊里，上至风府，入属于脑。"督脉总督周身之阳，手足三阳经与其交会，少儿因外因或内因导致脊椎骨折脱位合并督脉损伤时，可出现肢体麻木不仁，活动失灵，甚至功能丧失。合并足太阳膀胱经损伤时，可出现泌尿系统功能障碍。合并手阳明大肠经损伤时，则出现大便功能障碍。

《杂病源流犀烛·跌仆闪挫源流》曰："虽受跌受闪挫者，为一身之皮肉筋骨，而气既滞，血既瘀，其损伤之患，必由外侵内，而经络脏腑并与俱伤……其损伤之患，必由外侵内，而经络脏腑并与俱伤……其治之之法，亦必于经络脏腑间求之。"经络通达，脏腑气血阴阳调和，筋骨关节得其所养，则功能活动正常；脏腑内的病变波及筋骨，也是通过经络而传导的。由此可见，筋骨异常的发生、发展与经络的关系极其密切，在临床上常常依据经络学说进行辨证施治。

三、脏腑

《血证论》中强调"业医不知脏腑，则病原莫辨，用药无方"。五脏随其不同的功能而各有所主，"肝主筋""肾主骨""脾主肌肉四肢""肺主皮毛""心主身之血脉"的理论广泛地应用于伤科辨证治疗上。脏腑可化生气血，脏腑之精气可通调经络，濡养皮肉筋骨，主持人体生命活动。若脏腑不和，则易见经络阻塞，皮肉筋骨失去濡养而引起肢体病变。

《灵枢·邪客》曰："肺心有邪，其气留于两肘；肝有邪，其气流于两腋；脾有邪，其气留于两髀；肾有邪，其气留于两腘；凡此八虚者，皆机关之室，真气之所过，血络之所游，邪气恶血固不得住留，住留则伤经络，骨节机关不得屈伸，故拘挛也。"人体四肢的肘、腋、髀、腘是人体全身气血循行的重要部位，若脏腑受邪，可波及五官、九窍及形体的各个关节。此所谓"八虚"者，表明筋骨关节与脏腑气血病变存在着内外、表里关系，尤其是与肝肾的关系极其密切。肝在体为筋，肾主骨生髓，肝血充盈则筋有所养，肾髓充则骨骼强劲有力。筋骨的成长与衰退依赖于肝肾精气的盛衰。《素问·上古天真论》曰："肝气衰，筋不能动。"《灵枢·经脉》曰："足厥阴气绝，则筋绝。厥阴者，肝脉也。肝者，筋之合也。"肝藏血、主筋，肝血充盈，有利于筋的正常活动；肝血不足，筋的功能就会发生异常。四肢关节的屈伸运动与肝有一定关系，而肝的病变，又可出现筋挛拘急等症状。《素问·痿论》曰："肾主身之骨髓……肾气热，则腰脊不举，骨枯而髓减，发为骨痿。"《灵枢·海论》曰："脑为髓之海。"肾主骨生髓，骨髓、髓海充足，可促使肢体骨骼强壮有力；骨髓、髓海不足，则肢体骨骼萎弱，甚至废用。由此可见，肝肾精气充盛者，筋骨损伤后修复较快；肝肾精气衰者，筋骨损伤后修复迟缓。少儿脏腑娇嫩，尤其是肝肾虚弱者可累及筋骨。反之，筋骨损伤和疾病亦可累及脏腑。

《素问·至真要大论》指出："诸风掉眩，皆属于肝；诸寒收引，皆属于肾；诸气膹郁，皆属于肺；诸湿肿满，皆属于脾……诸痛痒疮，皆属于心。"说明各种病变与脏腑病候息息相关，互为因果。少儿筋骨异常者出现头晕目眩、手足抽搐、关节拘挛等症，可视为肝风引动的病候；形体畏寒、四肢不温、腰背冷痛、膝酸腿软等症，多属肾阳不足的病候；胸膈胀闷、胁肋疼痛、咳气、少气自汗等症，多为肺气郁滞的病候；身体疲乏，四肢沉重，肌肤浮肿，筋不柔和等，多为脾阳失运的病候；红肿结块，焮热疼痛，肉腐血败，化脓成痈，高热昏迷等症，多为心火热毒的病候。

由于稚阴稚阳的生理特点在年龄越小的少儿身上表现得越突出，所以，筋骨异常者年龄越小，发病率也越高，病情变化也越多。因此，从新生儿、婴幼儿，到学龄少儿，其发病率及死亡率都呈逐渐下降的趋势。

第三章 少儿筋骨异常的分类与诊断

第一节 分 类

筋骨异常是少儿最常见的疾患之一，是由各种内、外因素作用于人体，引起组织器官在解剖上的结构异常或生理上的紊乱，常伴有局部及全身性症状。轻者干扰少儿玩耍、学习、生活；重者影响少儿生长发育，甚至威胁少儿生命。所以，对少儿筋骨异常的防治，必须予以足够的重视。

中医学对少儿筋骨异常早有认识，唐代王焘在《外台秘要》中指出："此病有两种，一者外损，一者内伤。"遵循此论述，可将少儿筋骨异常分为外伤与内伤两大类。

一、外伤

（一）伤皮肉

任何外来暴力因素作用于人体，都是皮肉首当其冲，故皮肉最易受到外来暴力的打击，然后根据损伤的程度由表及里，累及筋脉脏腑。临床上根据受伤部位皮肤的完整性是否受到破坏，可分为创伤与挫伤两种。

1. 创伤 指暴力因素造成皮肤破损而导致创口出血，深部组织与体外环境发生接触者。又称开放性损伤。皮肤的完整性具有抵御外邪侵入，防止伤处感染的作用。清代医家唐容川在其著作《血证论》中指出，"人之所以卫外者，全赖卫气"，卫气"外循肌肉，充于皮毛，如室之有壁，宅之有墙，外邪不得而入也。今既破其皮肉，是犹壁之有穴，墙之有窦，揖盗而招之入也"。因此，破皮的外伤（创伤）容易感染。

根据受伤方式及伤口深浅的不同，又可分为以下几种：

（1）擦伤 皮肤受到粗糙面物体擦过所致的浅层破损，伤面仅有擦痕及小出血点。

（2）裂伤 皮肤受到钝力打击所致的皮肤及皮下组织裂开，伤口边缘不整齐。

（3）割伤 皮肤受到锐利器具切割所致，创口较整齐，常呈直线状，深浅程度可不同，深部血管、神经、肌腱可被割断，出血较多。

（4）刺伤 皮肤受到尖细物刺入软组织内，伤口不大，但一般较深，深部重要器官可能受到损伤，致伤物也可能折断于深部组织内。

（5）穿入伤 多为高速度的抛射物、枪弹片等所致，组织损伤面积一般较大，致伤物可留在体内，并将污物带入组织内。

（6）贯通伤 致伤情况与穿入伤类似，有出入两个伤口，也可将污物带入伤口内。

2. 挫伤 系指皮肉受伤而不破皮者。伤处充血、肿胀、疼痛，或皮下瘀血青紫，压痛明显。严重时可发生肌纤维破裂及深部血肿。一般属于闭合性损伤。

若暴力过大时，力的作用可由外及内，除体表的筋肉组织损伤外，同时并发内部较重的损伤。体腔内脏器损伤可分为开放性损伤与闭合性损伤。开放性损伤时体表伤口必须与体腔相通，若体腔仍保持其完整性者，不论其体表有无创口，均称为闭合性损伤。

（二）伤筋

由于扭挫、刺割、劳损等原因而使肌肉、筋膜、肌腱、韧带及软骨、周围神经损伤，均属于中医学伤筋的范畴。伤筋后出现关节屈伸不利和疼痛。医学文献上把伤筋分为筋断、筋走、筋弛、筋强、筋挛、筋翻、筋挫等。临床应用上大致可归纳为筋断裂伤与筋未断裂伤两大类。

1. 筋未断裂伤 筋未断裂伤属于狭义的伤筋范畴，相当于西医学的扭挫伤。一般是指关节附近的韧带、肌腱、肌肉纤维，因关节活动超过了其正常范围而引起的损伤，外力过猛时可造成韧带、肌腱、肌肉纤维部分断裂，伴有小血管破裂出血。在早期出现筋扭、筋粗、筋翻等；在后期则出现筋强、筋缩、筋萎、筋结等。临床上表现为皮肤青紫、局部肿胀、关节活动障碍等。其他如肌腱、腱鞘、滑囊、滑膜等非化脓性炎症，亦属伤筋的范畴。

2. 筋断裂伤 一般是指韧带、肌腱、肌肉纤维以及周围神经血管断裂和软骨破裂等。

（三）伤骨

由于外来暴力因素而使骨骼受损者称为外源性伤骨。根据损伤程度，分为筋肉轻伤与关节脱位两种。

1. 筋肉轻伤 系指骨骼受到轻微的损伤，即仅骨膜受到损伤，而没有发生骨骼断碎和关节脱位，其他部分仍保持完整状态。

2. 关节脱位 系指关节因受暴力影响，使组成关节各骨之间的关节面偏离正常位置，出现疼痛、畸形和功能丧失者，称为关节脱位。古称脱臼或脱骱。中医学认为，上下两个骨骼之间由臼杵相连接，脱位是指受伤后使杵骨位置改变而脱离其窠臼。

根据受伤后的脱位程度，可分为全脱位与半脱位两种类型。全脱位，指组成关节的骨端关节面完全脱离者；半脱位，指组成关节的骨端关节面仅部分脱离原位者。

根据其病因，又可分为损伤性脱位、习惯性脱位、先天性脱位与病理性脱位四种类型。

骨折是一种严重的损伤，不属本书所指少儿筋骨异常的范畴。

二、内伤

内伤是指人体经络、气血、脏腑损伤。古代医学文献称之为"内损"。临床上按其损伤的病理不同，可分为伤气、伤血、伤脏腑三个类型。

（一）伤气

伤气是指跌仆、挤压、坠堕、打击、冲撞等外在因素致使体内气机闭阻、凝滞、郁结不畅的一类病证。临床分为气闭、气滞、气虚、气脱等类型。

1. 气闭 多因骤然损伤而使气机阻滞，闭塞不通。

2. 气滞 多因损伤而致气机不利，可有胸胁窜痛，呼吸牵掣作痛，心烦、气急、咳嗽等症状。

3. 气虚 指某一组织、器官、脏腑甚至全身出现功能衰退现象，多见于慢性损伤或严重损伤的恢复期，或体质虚弱和老年患儿；常表现为疲倦乏力，呼吸气短，声音低微，自汗，脉细软弱无力等。

4. 气脱 即气不内守，大量亡失，以致机能突然衰竭的病理状态。常发生于开放性损伤失血过多的患儿，症见伤后突然昏迷，或醒后又昏迷等。

（二）伤血

明代医家徐用诚认为损伤"是不因气动而病生于外，外受有形之物所伤，乃血肉筋骨受病，非如七情六淫为病，有在气有在血之分也"；同时又强调"损伤一证，专从血论"（《玉机微义·伤损脉法·论伤损宜下》）。历代医家对损伤诸证治疗都十分重视从血而治。伤血可分为瘀血与亡血两种类型。

1. 瘀血 瘀血是伤后血逆妄行，血离经脉之外，滞留体内而成。单纯的瘀血多见于损伤局部出血所致，如急性损伤、慢性劳损或陈伤。它以痛有定处、肿胀瘀斑为特征。

2. 亡血 亡血是指跌仆外伤伤损伤脏腑经脉，血不循经，或体内血逆妄行，或伤血自诸孔窍溢出于体外，亦称失血。

《素问·阴阳应象大论》曰："气伤痛，形伤肿。"此为区别伤血、伤气的主要依据。单纯的伤气，以疼痛走窜及胀满为特征。但是气与血在人体内有着不可分割的关系。《素问·调经论》说："血气不和，百病乃变化而生。"气为血之帅，血为气之母，损伤之后气结则血凝，气虚则血脱，气迫则血走。临床上可以是气先伤而后及于血，也可以是血先伤而后及于气。所以，在内伤临证多出现气血两伤。

（三）伤脏腑

凡因跌仆、坠堕、打击、金刃等因素伤及体内脏腑或骨折后断端内陷刺伤脏腑者称之为伤脏腑，或称伤内脏，属危急之症。

此外，还可根据损伤部位及损伤过程进行分类。

根据损伤发生的部位分为头部内伤、胸胁部内伤和腹部内伤三种。一般头部内伤较为严重，但尚需根据各部具体伤情正确判断。

根据少儿筋骨损伤的过程，可分为急性与慢性两类。

急性筋骨异常：系指由于骤然而来的暴力所引起的损伤。一般病情急重，应予以重视，及时检查处理。

慢性筋骨异常：是指由于劳逸失度或体位不正受积累性静力引起的损伤。此种损伤有时病因不明确，常有反复发作且病程较长的特点。

根据少儿筋骨异常的时间长短，分为新伤与陈伤两种。

新伤：凡伤后时间未超过半个月者，无论伤情轻重，均属新伤。

陈伤：又称宿伤。一般是指受伤时间超过半个月者。

根据少儿筋骨异常的严重程度，分为轻与重两种。

通常情况下，外伤引起的少儿筋骨异常，以伤皮肉病情较轻，伤筋骨较重。内伤引起的少儿筋骨异常，以伤气血病情较轻，伤脏腑较重，又以脏腑破裂出血为最严重。

人是一个内外统一的整体。经络"内属于脏腑，外络于肢节"，"五脏之道，皆出于经隧以行血气"，是运行气血的通道，无论是伤气血还是伤脏腑，均可导致经络阻滞；反之经络损伤，亦必然引起气血、脏腑功能失调。就外伤而言，皮肉受损，筋骨亦会累及；伤筋损骨，皮肉必然受损。所以，外伤与内伤密切相关。从整体出发，全面分析，辨证施治，是中医少儿筋骨异常的临床特点之一。

第二节　诊　断

少儿筋骨异常的诊断也要遵循中医望、闻、问、切四诊合参的原则，广泛收集病史、症状、体征和有关检查资料，结合检验、放射、B超、病理等实验室检查综合分析，方可做出正确诊断，为临床调理治疗提供依据。

一、问诊

（一）一般情况

1. 性别年龄　少儿筋骨异常的发生与性别有关，如先天性髋关节脱位多见于女性儿童，颈背部筋肉损伤多发于学龄期儿童。了解少儿的性别和年龄有助于对少儿筋骨异常的诊断。

2. 籍贯住址　有些少儿筋骨异常的发生与地区有关，如居住环境寒冷潮湿对少儿筋骨发育有一定的影响。另外，在对少儿筋骨异常调理治疗中需要进行疗效评定和跟踪随访，故应详细记录患儿籍贯、住址和联系方式。

（二）全身情况

1. 发病情况　应详细询问少儿发病情况和病情变化。如由高处坠下或平地猝倒时，应尽可能问清楚着地姿势，肢体是屈曲位或伸直位，何处先着地；受重物压砸或击打时，须具体询问重物的种类、形状、重量、着力点在何部位，以估计暴力的大小、方向、性质等。有些内伤疾病，外伤只是诱因，容易误诊，需通过了解全身情况进行鉴别。若患儿肢体原来没有症状，功能也很好，伤后立刻有明显的症状，经过休息或调理治疗，症状逐渐减轻，这就可能是外伤性疾病。反之，则可能是非外伤性疾病。

2. 神志　对各种不同程度的意识障碍（包括表情淡漠、神志不清、昏迷等），应注意询问其发生的时间及与各种症状之间的先后关系等。判断是否属于外伤性疾病所引起。如果伴有记忆力减退、喷射性呕吐、昏迷等症状，应考虑颅内损伤。

3. 寒热 询问恶寒发热的发生时间、程度及二者之间的关系。若恶寒与发热并见，多见于损伤合并感染；损伤后伴有高热不退，注意颅脑损伤；少儿筋骨异常由于瘀阻经络而化热，出现几天的低热，甚至积瘀蕴生热毒而成痛，出现高热寒战；内伤因素引起的少儿筋骨异常，如骨关节结核，可有午后潮热；恶性骨肿瘤，晚期可出现持续性发热；等等。

4. 汗液 询问汗液的排泄情况，可以了解脏腑气血、津液的情况。严重的筋骨异常或合并严重感染者，可出现四肢厥冷、汗出如油的危急现象；化脓性感染可出现大热、大汗；结核性感染则出现潮热、盗汗。

5. 饮食 应询问进食的时间、食量、饮水情况及味觉等情况，以推测筋骨异常对消化系统及全身的影响。还应询问其是否有口渴、喜冷或热饮，以判断筋骨异常的寒热性质，并可估计津液消耗的情况。

6. 二便 对脊柱、骨盆、腹部的筋骨异常，应询问其大小便的次数、量、颜色，有无大便形状改变及排困难等。

（三）局部情况

少儿筋骨异常最常见的症状是局部肿胀、疼痛、畸形、功能障碍。

1. 肿胀、畸形 少儿筋骨异常损伤局部早期可表现为红肿热痛的病理改变。一般外伤性筋骨异常则是先有疼痛后有肿胀。感染性、增生性筋骨异常是先有肿后有痛。后期由于骨关节的破坏、移位、增生或筋肉组织的挛缩、硬结，可见肢体畸形。

2. 疼痛 询问疼痛的部位、性质、时间与发病的关系。腰部筋骨异常，疼痛自腰部沿股部后侧放射到小腿至足部；髋关节异常，痛则沿股内侧放射到膝部；骨折及韧带急性损伤则有锐痛；化脓性感染则有跳痛；神经受到刺激则有刺痛或烧灼样疼痛；恶性骨肿瘤或儿童髋关节结核，常在夜间疼痛明显；外伤性筋骨异常的疼痛，在休息时减轻，活动时加重；增生性关节炎则与此相反；风寒湿之邪引起的筋骨异常，多在冬春季节或天气变化时疼痛。总之，详细了解疼痛的特点，结合各方面检查结果综合分析，有助对少儿筋骨异常的正确诊断。

3. 功能障碍 少儿筋骨异常损伤局部或筋腱、肌束、神经、血管牵扯部位的脏腑、肢体出现不同程度的功能障碍。肢体活动度小于正常解剖学范围，甚至瘫痪。

（四）其他情况

1. 既往史 了解过去健康状况对于现在筋骨异常的诊断很有帮助。例如，对先天性斜颈、新生儿的臂丛神经损伤，要了解有无难产或产伤史。对骨关节结核的患儿，要了解有无肺结核史。故应从出生起详加追询。按发病的年月顺序，记录主要的病情经过，当时的诊断治疗，有无并发症或后遗症。特别是外伤和筋骨损伤性疾病的病史，更应详细询问。

2. 个人史 应询问患儿胎次、娩出方式、出生时体重、出生时状态、Apgar 评分、喂养史、惊厥史、过敏及预防接种史。这些对于鉴别先天性畸形与后天损伤有参考价值。

二、临床检查

临床检查是诊断少儿筋骨异常最基本的手段，是判断患儿筋骨有无损伤、发现客观体征及确定损伤部位、性质的重要方法。一般要求在前面了解病史之后再进行；但对急症可以一面了解病史，一面进行检查。检查时应从损伤以外的区域开始，先检查健肢或症状较轻的肢体，让患儿理解检查动作，并与健肢正常的解剖形态和运动功能进行对比。对病情复杂、诊断困难者，要定期反复检查。

（一）一般检查

1. 望诊 望诊是借助于视觉而进行的一种诊断方法。少儿筋骨异常侧重于观察患儿损伤部位皮肤色泽，肌肉有无萎缩、松弛、痉挛或震颤等。注意患儿的肢体长短、体态、站姿、坐姿、关节活动与步态，对损伤体表部位的征象进行记录。

2. 触诊

（1）切脉 亦称脉诊。对于少儿筋骨异常者，切脉时主要观察脉搏的有无、大小强弱、频率节律等。

浮脉主表，沉脉主里，弦脉主痛。故体表受伤，伤势较轻，可有浮弦之脉；内脏损伤，伤势较重，可出现沉弦之脉；一时疼痛，偶可出现结代之脉，随着痛止脉律可恢复正常；脉数主热，正邪俱盛则脉洪大；正邪俱虚则脉细微；损伤肢体远端可出现脉搏微弱或消失，是动脉受压或损伤的征象；创伤性休克可出现脉微欲绝的危象。

（2）扪诊 通过对筋骨异常部位的触摸，检查皮肤温度、筋肉硬度、形态改变、功能状况等。触摸方法，要由轻渐重，由浅而深，沿着肌间隙触摸骨骼。扪诊检查应注意下列几个方面：

①触摸皮肤温度 局部皮肤温度高者，多表示急性损伤后瘀肿严重或有急性炎症。局部温度不高或发凉者多为慢性或陈旧性损伤所致。伤肢远端疼痛、冰冷、脉搏消失、皮肤苍白或发绀是循环障碍的表现。

②触摸动脉搏动 是筋骨异常检查必不可少的步骤，能了解伤肢远端有无血运障碍，对于筋伤脱位合并动脉损伤有重要意义。通常触摸动脉搏动的部位有：肘前部摸肱动脉，手腕部触桡动脉，腘窝部扪腘动脉，足踝前部测足背动脉，内踝后方切胫后动脉。还可以用手指按压指（趾）甲，观察肢体末端的血运情况。

③触摸压痛点 根据解剖学特点，将损伤肢体表可触及的骨凸、凹陷、筋肉等与健肢做对比。寻找压痛点，区分疼痛的轻重、深浅，是否有感觉过敏或感觉迟钝，局限或广泛，有无放射疼及其部位，以鉴别损伤的性质与种类。长骨干完全骨折时，伤处多有环状压痛，沿骨干纵轴挤压与叩击时，可出现骨折处疼痛；骨盆及肋骨骨折时，从前后或左右挤压骨盆或胸廓，可引起骨折处疼痛；压痛部位较深、范围较小、呈锐痛或刺痛，则表示筋的撕裂或骨质损伤；压痛部位浅、范围大、程度轻，则表示筋肉的慢性损伤；压痛深并向肢体远端放射者，多系神经根受压（如椎间盘突出症等）。

④触摸畸形 检查时应注意局部有无高凸、凹陷、成角、旋转等畸形改变，并结合触摸骨性标志有无异常，可以帮助判断有无骨折、脱位。如肘关节后脱位，肱骨内上髁、外上髁与尺骨鹰嘴三个骨突标志发生异常改变。骨折后，可摸到移位的断端高凸或成角等

畸形。

⑤触摸局部肿胀包块　筋骨损伤早期局部气滞血瘀，经络阻塞及组织反应性水肿，触之肿硬，按之即起；后期肌肉组织弹性减弱，肌力减退，血液回流受阻，筋肉挛缩，皮色正常或发紫，触之硬韧，按之不即起；若触及包块，应了解其部位、大小、形状、硬度及与周围组织器官的关系，还应注意肿块的边界是否清楚，推之能否移动等。如腱鞘囊肿，包块多呈圆形，边界清楚，推之可动、质软。胫骨结节骨软骨炎时，可在胫骨结节处触及一质地坚硬、形状不一的明显凸起，且有固定不移的压痛。在触摸时用力应轻柔，以免增加患儿疼痛。对肿瘤不要过重地挤压，防止瘤细胞的扩散。触摸时还应区别肿块的解剖层次，是在骨骼还是在肌腱、肌肉等组织中。

3. 运动检查　熟悉正常关节的生理功能、活动幅度及运动特点，任何关节的活动幅度、运动方向不符合正常生理功能范围，均应视为异常。例如球窝关节可主动进行屈伸、内收外展和内外旋转运动；屈戌关节仅可做屈伸活动。如果在肢体没有关节处出现类似关节活动称为假关节活动，这是骨折的主要特征。关节的运动范围，一般是被动大于主动运动，但还可因年龄、性别、生活方式及熟练程度而不同。相邻关节的运动范围也可受影响或起补偿作用，检查时应考虑到这些特点而做出正确判断。检查顺序一般先做主动运动，后做被动运动，并对比其运动范围相差度数，借以区别是关节本身病变引起或神经肌肉麻痹所致。如关节僵直时，主、被动运动均有障碍；周围神经损伤时，或疾病引起肌肉瘫痪者，不能做主动运动，而被动运动一般良好。

4. 听诊　即在少儿筋骨异常临床触摸与运动检查时有无弹响声的出现。当检查摆动或触摸骨折的肢体时，两断端相互摩擦发出的声音（或摩擦感），称骨擦音（感），但检查者不宜主动去寻找骨擦音，以免加重患儿痛苦和损伤。有病理改变的关节或肌腱在活动时，可触到摩擦感或听到弹响声；膝关节半月板损伤或关节内游离体引起的弹响，多为较清脆的响声，关节软骨面不光滑时的摩擦响声则如碾米样；狭窄性腱鞘炎在关节活动时可触到捻发感，关节周围肌腱或韧带在骨凸起部位滑动也能产生弹响；正常关节可有生理性弹响，但无症状，临床上宜加细辨。

5. 感觉检查　检查触觉可用一棉签在皮肤上轻划，应注意失去触觉区的部位与范围；检查痛觉用钝针轻刺，注意痛觉改变区的部位；检查温觉用小瓶或试管分别盛10℃或45℃的水进行。检查时应由上而下，从一侧到另一侧，从失去知觉区移向正常区。根据感觉障碍区域判断神经损伤的情况。

6. 测量　用软尺和量角器测量肢体的周径、长短和关节活动度数，要与健侧对比检查，准确的测量对诊断和治疗均有重要的意义。它可了解肢体的长短、肿胀及萎缩的程度，关节活动幅度，对确定治疗方案和检查治疗效果均有重要价值。

（1）角度　关节的功能可用量角器测定，先将量角器的轴对准关节中心，量角器的两臂紧贴肢体并对准肢体的轴线，然后记载量角器所示的角度（没有量角器时，也可借目测记录），并与健肢的相应关节比较。常用方法有两种：

①邻肢夹角法　以两个相邻肢段所构成的夹角计算，例如肘关节伸直时为180°，屈曲时可成40°，则该关节活动范围为180°减去40°等于140°。

②中立位0°法　即先确定每一个关节的中立位为0°，中立位一般相当于休息位，例如肘关节完全伸直时中立位为0°，完全屈曲时则可成140°。

对于易精确测量角度的部位，关节功能活动也可用长度测量，以记录其相对的移动范围。例如，对颈椎的前屈可测量下颏与胸骨柄的距离，侧屈时测量耳垂与肩峰的距离；腰部前屈时测量下垂的中指尖端与地面的距离等。

（2）长度　先将两侧肢体放在对称位置上，在骨凸处做一记号，用软尺做患侧肢体对比测量。

①上肢长　肩峰至桡骨茎突部或中指尖。
②上臂长　肩峰至肱骨外上髁处。
③前臂长　肱骨外上髁至桡骨茎突部。
④下肢长　髂前上棘至足内踝尖，或股骨大粗隆至外踝尖。
⑤大腿长　髂前上棘至膝关节内缘。
⑥小腿长　膝关节内缘至内踝尖。

（3）周径　取两肢体相对应的同一水平测量，测量肿胀时取最肿处，大腿周径可在髌骨上 10 ～ 15cm 处测量；小腿在最粗处测量即可。也可用双手对称合抱肢体，观察双拇指指尖的距离而测定之。

（二）各部检查要点

1. 头部　注意有无伤口、血肿、压痛或凹陷，并记录其大小范围；五官有无溢血、溢液的情况。外耳道流血水，常提示颅后凹骨折。瞳孔是否对称、缩小或散大。两侧瞳孔不等，散大与固定，则为病危的征象。语言对答、视觉、听觉、嗅觉是否正常。如果出现不同程度的神志昏迷、血压升高、脉象洪大而迟缓、呼吸慢而深，则提示严重的颅脑损伤；鼻骨、颧骨及上颌骨骨折有否颜面畸形或触及骨擦音；下颌骨折、颞颌关节脱位，常可引起咬合困难。

2. 胸部　观察呼吸情况，注意胸部有无畸形、肿块、挤压痛、皮下气肿及异常的清浊音区。有些肋骨骨折，X 线拍片不一定能显示骨折征象，故应仔细检查胸壁，其间接压痛更有临床诊断意义。

3. 腹部　检查压痛、反跳痛，腹肌紧张的部位、程度；肠鸣音是否存在，有无亢进或减弱；肝浊音界有无缩小或消失；有无肿物，肿物之大小、部位、硬度、可否移动，边缘是否清楚。胸部损伤出现咖啡样呕吐物时，是上消化道创伤的重要证据。疑有内脏破裂或穿孔时可做腹腔穿刺，检查有无积血或积液。

4. 上肢

（1）肩部

【望诊】借助于视力或触摸，来观察两肩的外形是否对称，有无畸形或肌肉萎缩。正常锁骨的外下方是凹陷的，肿胀时则该处膨隆。

直尺试验　患儿屈肘 90°，用直尺上端靠于肱骨大结节，下端靠紧肱骨外上髁。由于正常人肩峰位于肱骨大结节与肱骨外上髁连线的内侧，所以肩关节结构正常时，直尺两端不能同时接触到肩峰和肱骨外上髁。当肩关节脱位时，则直尺两端可同时接触到肩峰和肱骨外上髁，称为直尺试验阳性。

【触诊】首先是寻找压痛点，肱二头肌长头腱鞘炎，压痛点位于其肌腱通过的肱骨结节间沟处；三角肌纤维退变，压痛点位于三角肌的前后缘，有时此起彼伏出现多个压痛点；冈上肌肌腱损伤，压痛点常位于该肌附着的肱骨大结节处；三角肌下滑囊炎，压痛比较广泛，位于三角肌区。肩锁关节处压痛及隆起、肩峰下陷，检查者用一手按压锁骨外端，另一手自肘部向上托起其上臂，若畸形消失，即说明肩锁关节脱位。

【运动检查】关节的活动包括肩肱关节、肩锁关节、胸锁关节、肩胛骨与胸廓壁之间的活动性连接四个部分，只要其中任何一个关节发生损伤或疾病，就会影响整个肩部活动，肩关节的主要运动有前屈、后伸、内收、外展、上举和内旋、外旋及环转。

正常外展时，上肢可由躯干旁直举（平肩后并外旋）过头。这个动作包括肩肱关节和肩胛骨与胸廓壁之间的活动，故在检查肩肱关节的外展活动时，应固定肩胛骨。冈上肌肌腱炎或不完全撕裂及三角肌下滑囊炎的患儿，在肩关节外展60°～120°时，因上肌肌腱完全断裂者，当肩关节外展30°～60°时，三角肌虽用力收缩，但不能外展举起上臂，越用力向上抬举肩越高耸，此时，如果帮助患儿外展到这个范围以上，三角肌便能单独完成其余的外展幅度。

搭肩试验　又称杜加氏征。肩关节结构正常时，上臂内收、屈肘，肘部能贴紧胸壁，手掌可摸到对侧肩部。当肩关节脱位时，若伤肢肘部贴紧胸壁，则伤侧手掌摸不到对侧肩部；反之，伤侧手掌搭在对侧肩上时，则伤肢肘部不能贴紧胸壁，即为搭肩试验阳性。

检查肩关节内旋和外旋时，应先将患儿上臂紧贴躯干侧面，屈肘90°位才能进行观察。肩关节周围炎时，肩关节各方向活动均受限制，其中以外展、外旋及后伸动作受限最明显，并引起疼痛，但在限度以内的活动则不痛。肩关节化脓性、类风湿性、结核性关节炎时，各方向的活动亦明显受限制且疼痛。

（2）肘部

【望诊】借助于视力或触摸，了解肘关节的情况。正常的肘关节伸直时，肱骨内、外上髁与尺骨鹰嘴三点在一条直线上，称肘直线；屈肘90°时，此三点则形成一等腰三角形，称为肘三角。这种解剖关系在肘关节脱位时发生异常，肱骨髁上骨折时则不变。当肘关节伸直时，前臂与上臂的纵轴呈5°～15°的外翻角（女性一般较大），称为携带角，此角增大称为肘外翻，反向则称为肘内翻。肘关节积液或积血时，屈肘观察后方，可见肱三头肌肌腱两侧胀满，严重肿胀则呈梭形，肱桡关节部位的凹陷消失。肘关节后脱位及伸直型肱骨髁上骨折时，肘部呈靴样畸形。

【触诊】肘部劳损的压痛点，常在肱骨内、外上髁部。前臂尺骨嵴在背侧皮下可摸到其全长，若有压痛或异常突起，常表示有病变。

【运动检查】肱尺关节的运动为屈伸，上、下尺桡关节的运动为旋前旋后（又称内旋外旋活动），肱桡关节则同时参与屈伸和旋转。肘关节的功能位置是屈肘90°、旋中位。

检查关节的主动伸直活动，应采取肩外展或高举位观察。主动屈曲活动，应在上肢下垂位置进行观察。若抗力伸肘、被动屈肘时，肘后部疼痛，可推知是该关节伸侧的病变；若抗力屈肘、被动伸肘时，肘前部疼痛，可推知是肘关节屈侧的病变。肘关节脱位、关节部骨折、感染、骨化性肌炎等，都可以引起屈、伸功能的明显障碍。在肘关节伸直位时，应没有侧方收展活动，如有，则说明关节侧方韧带松弛或断裂。

检查前臂旋转活动时，应采取肘关节屈曲90°位观察，可让患儿两手各握一小棍棒，同时做前臂旋转加以对比。上、下尺桡关节任何一端有病变，桡、尺骨任何一骨骨折或折后畸形愈合都会出现旋转障碍。若被动旋转前臂，在正常时桡骨头处亦可扪到转动；当桡骨骨折不连时，不能扪及桡骨小头的转动；但桡骨小头脱位时，则可扪及凸出而转动的桡骨小头半脱位时，前臂固定于旋前位置，而不能旋后。

（3）腕、手部

【望诊】借助于视力或触摸，了解腕、手部的情况。手掌皮肤厚，其下有纤维组织与深筋膜相连，缺乏活动性或弹性；手背部皮肤松弛薄弱，活动性和弹性较大。手部感染或外伤肿胀时，背侧比掌侧明显。伸直型桡骨下端骨折，骨折远段向背侧移位时，腕及手部呈餐叉样畸形；劈裂型骨折严重移位时，腕掌背侧径增大呈枪上刺刀状畸形；腱鞘囊肿，常在腕关节背侧或屈指腱上出现圆形、边缘清楚的肿物；类风湿关节炎，早期掌指关节、指间关节呈梭形肿胀，晚期呈典型的尺偏屈曲畸形；缺血性肌挛缩的典型畸形是掌指关节过伸，而指间关节屈曲，极度屈腕时手指可以伸直些，伸腕时则手指又屈曲。

【触诊】腕、手部筋肉组织较薄，寻找出压痛点，对确定病灶部位有重要意义。腕舟骨骨折时，阳溪穴处有压痛；伸拇短肌和外展拇长肌腱鞘炎时，桡骨茎突部有压痛；掌、指骨骨折时，则有局部压痛和纵轴挤压痛。

【运动检查】正常腕关节可做背伸、掌屈、桡倾、尺偏及旋转活动，各掌指关节可做屈伸、收展活动，各指间关节可做屈、伸活动，拇指还可做对掌活动。手的休息姿势，是腕关节轻度背伸约15°、拇指靠近食指旁边、2～5指的屈曲度逐渐增大，而诸指呈放射状指向舟骨。手的功能位置是腕背伸约30°、尺偏约10°，拇指在外对掌屈曲位，其余四指屈曲。

测量两腕关节的屈伸活动，可将两手手指及两掌相贴，两腕充分背伸而对比之，然后再使两手手背贴近，两腕部充分掌屈而对比之，如果一侧运动受限制可明显测出。

桡骨茎突部腱鞘炎，可见拇指外展、背伸受限，若将其拇指握于掌心，就引起桡骨茎突部疼痛，再做尺偏活动则疼痛加重，称为握拳尺偏试验阳性。屈指肌腱狭窄性腱鞘炎时，手指屈伸可发生弹跳样动作，屈曲后不能主动伸直，或伸直后又不能主动屈曲称为弹响指或扳机指。

（4）肌腱损伤

手指深屈肌腱和拇长屈肌腱的功能，分别是屈四指末节和屈拇指末节，发生断裂时末节不能屈曲；手指浅屈肌和拇短屈肌的功能，分别是屈曲近侧指间关节和拇指的近节，由于其功能可分别由指深屈肌和拇长屈肌所代替，故发生断裂时，手指屈曲动作可仍然存在。

拇长伸肌主要伸拇指末节，伸拇短肌伸拇指的掌指关节，伸指总肌是伸其余四指的掌指关节。这些伸肌瘫痪或断裂时，除食指的掌指关节，伸指总肌是伸其余四指的掌指关节。这些伸肌瘫痪或断裂时，除食指和小指因尚有食指固有伸肌和小指固有伸肌可以背伸外，其余相应关节的背伸功能丧失。骨间肌和蚓状肌屈掌指关节和伸指间关节，当此二肌瘫痪时，可引起掌指关节伸和指间关节屈的爪形手。若伸肌腱损伤在手指末节，则末节弯曲形成锤状指畸形。

5. 下肢

（1）髋部

【望诊】借助于视力或触摸，来了解髋部情况。髋关节后脱位者，肢体多呈屈曲、内收、内旋及短缩畸形；髋关节前脱位，则下肢呈外展，外旋畸形。髋关节损伤，下肢常挛缩在半屈伸位；先天性髋关节脱位，则臀部向后凸，腰部代偿性前凸。股骨上端骨折典型移位者，同侧下肢呈外旋、短缩畸形。

下肢长度对比检查　方法是让患儿仰卧，两髋膝关节屈曲并拢，两足并齐平放床面。如双膝出现高低差即为阳性，多见于髋关节后脱位或股、胫骨的短缩。

若患儿尚能步行，应注意其步态和负重能力，是否需用扶拐，两侧髋骨、臀皱襞是（否）在同一高度，有无肌萎缩。

髋关节承重功能试验　以检查右髋为例，嘱患儿抬起左下肢，若能单独用右下肢站立同时左臀皱襞、髂骨翼均上提为阴性；若左臀皱襞、髂骨翼下降则为阳性。陈旧性髋关节脱位和股骨颈骨折，或臀大肌、臀中肌、臀小肌麻痹时，此试验均为阳性。

【触诊】髋关节损伤、股骨颈骨折，早期的压痛点多位于腹股沟韧带中点的外下方一横指处；股骨粗隆间骨折的压痛点则位于大粗隆处；若下肢伸直，给足跟部加压或叩击，髋关节部即出现疼痛。髋关节病变（感染、骨折、脱位等）引起的下肢缩短，可触摸到大粗隆向上移位。常用下列方法测量：

①将髂前上棘与坐骨结节的中心连一直线，正常时股骨大粗隆的顶点不高于此线；若大粗隆上移，则超过此线。

②将两侧股骨大粗隆与髂前上棘的连线向腹部延长，正常交点应在脐上中线，若一侧大粗隆上移时，则交点在脐下的对侧腹面。

【运动检查】正常髋关节的运动，应包括内旋和外旋、内收和外展、屈曲和伸展等。

1）内旋和外旋

单侧测量法　患儿取仰卧位，下肢伸直，检查者用手握住伤侧下肢使之向内、向外旋动。若髋关节挛缩不能伸直时，可将髋、膝关节均屈曲90°，术者一手扶膝，一手握踝，将髋关节内旋、外旋。

双侧测量法　患儿取仰卧位，同时屈曲髋、膝关节，两足跟并列不动，两膝尽量分开，观察两髋关节的外旋角度；然后两膝并拢，两足尽量分开，观察两髋关节的内旋角度。关节感染、骨折，股骨头骨骺炎，类风湿关节炎等疾患时，内旋与外旋均受限制并疼痛；而先天性、陈旧性的髋关节后脱位，则可发现内旋范围增大而外旋活动受限制。

2）内收和外展

单侧测量法　患儿取仰卧位，术者一手固定骨盆，另手握住下肢踝部，然后使下肢在伸直位外展、内收，并记录其度数。

双侧同时测量法　患儿仰卧位，两下肢平伸，检查者用双手分别托握两足跟，将两腿尽量交叉，观察两侧髋关节的内收角度；将两腿尽量分开，观察两髋关节的外展角度。髋关节后脱位、髋内翻及炎症疾病时，均有外展受限；髂胫束挛缩时，则有髋内收受限。

3）屈曲和伸展

髋关节屈曲试验　患儿取仰卧位，将一侧髋、膝关节极度屈曲，使腰部平贴床面，另一侧大腿也能完全贴床属正常；若另一侧大腿离开床面，或强令该大腿贴床，但腰部却挺起以代偿，则说明髋关节有屈曲、挛缩、畸形。

下肢后伸试验　患儿取俯卧位，检查者一手固定骨盆，另一手握住踝部，屈膝90°向后提起下肢，髋关节屈曲挛缩时，则后伸受限，甚至不能完全俯卧。

望远镜征　患儿取仰卧位，检查者一手固定骨盆，另一手握住膝部，沿股骨纵轴上下推拉，如髋关节脱位，则有活塞样异常活动或感觉。

（2）膝部

【望诊】借助于视力或触摸，了解膝部情况。下肢正常生理轴线，是两膝及内踝部同时并拢时，髂前上棘与第1趾蹼间连线通过髌骨内缘。膝内翻时，两踝并拢而双膝分开（O形腿）；膝外翻时，则双膝并拢而两踝分开（X形腿）。测量分开的距离可判断畸形的程度。正常膝关节能轻度超伸，若过度超伸即称为膝过伸（膝反张）。注意观察患儿步行姿势，股四头肌瘫痪时，患儿用手将伤侧大腿向后压，以伸直膝关节而行走。膝内翻、外翻及过伸畸形，常由佝偻病、小儿麻痹后遗症引起。

【触诊】触摸关节内、外有无肿胀或肿物。慢性滑膜炎（包括结核性滑膜炎）时，触之有柔韧、肥厚感，可将两侧对比。股骨下端及胫骨上端的肿瘤（骨肉瘤或巨细胞瘤），触之则有坚硬感而且推之不能移动。内外侧副韧带损伤、胫骨结节骨骺炎等均可找到相应的压痛点。

浮髌试验　用一手压迫髌骨上囊将液体挤入关节腔，以另一手的手指反复压迫髌骨，感觉髌骨有无漂浮现象。关节内积液肿胀则有波动感，称为浮髌试验阳性。髌前滑液囊的积液与关节腔不相通，故无浮髌现象。

【运动检查】

①侧向运动试验　膝关节的主要运动是屈伸。在伸直位，膝关节不能做侧向内收、外展运动；内、外侧副韧带断裂时，可有被动的外展、内收运动。

②抽屉试验（又称推拉试验）　患儿屈膝90°，足平放床上，检查者用一肘部压住伤肢足背以固定之。同时用双手握住小腿上端做前后推拉，正常可有轻度（0.5cm左右）的前后活动。若出现向前活动度过大与疼痛，则说明前十字韧带断裂或松弛；若出现向后活动度过大与疼痛，则提示后十字韧带断裂或松弛。

③回旋挤压试验　检查右膝外侧半月板损伤时，检查者立于患儿右侧，用右手握住右足，左手放在右膝部以稳定大腿和感触异常音响或跳动，先使小腿在内旋位充分内收、屈曲，然后外展、伸直，注意在伸直过程中有无弹响及疼痛。检查内侧半月板损伤时，先使小腿在外旋位充分外展屈膝，然后内收伸直。响声清脆者多为半月板损伤，声音大而伴有跳动者多为盘状半月板。

（3）踝、足部

【望诊】借助于视力或触摸，了解足踝部的情况。先让患儿赤足行走，观察其步态，并在负重情况下观察其外形与站立姿势。常见的足部畸形有下列数种：

①扁平足　正常时，站立后足弓下方可插入一个手指；轻度扁平足足弓下部手指不能插入，但足弓尚未全部着地；较重的扁平足则足内缘着地，舟状骨明显向内隆起甚至接触地面，足呈外翻外展姿态。检查其鞋底则会发现内侧磨损较多。柔软性的扁平足，在不负重的情况下足弓外形尚正常，但站立时足弓即塌陷；痉挛性扁平足则活动受限，在不负重情况下亦有明显畸形。

②马蹄足　在站立时仅能前足掌着地，跟腱有挛缩；日久则前足掌增大且有胼胝，足后跟部显小。

③内翻足　站立或行走时，仅以足外侧负重，跟腱向内偏斜。足外侧或第五趾骨头下方有胼胝，鞋底或鞋面外侧有磨损。马蹄足与内翻足多合并存在，称为马蹄内翻足。

④外翻足　畸形与内翻足相反，足内侧纵弓下陷，鞋底内侧磨损。

⑤仰趾足（又称跟足）　站立时负重以足跟为主，走路时足前部不能用力着地，日久则前足掌变小，足后跟增大且有胖胀。

⑥高弓足　足弓较正常高，仅部分患儿有症状。

⑦拇外翻（常合并扁平足）　足趾向外侧偏斜，较重者拇趾位于第2、3趾下面将第2趾顶起。此时可并发2、3趾锤状趾畸形。

【触诊】压痛点在跟腱上，可能是跟腱本身或腱旁膜的损伤；跟腱止点处压痛，可能是跟腱后滑囊炎；在足跟部后下方压痛，可能是跟骨骺炎；压痛点在跟骨的跖面正中偏后，可能是跟骨骨刺或脂肪垫损伤；足底跟部压痛可能是跖腱膜损伤引起；跟骨骨折的压痛点在跟骨的内侧和外侧，踝关节内翻或外翻损伤，压痛点则在内侧或外侧。

【运动检查】　踝关节的活动主要是背伸和跖屈。足的内翻及外翻动作主要在跟距关节；足的内收、外展活动主要在跟骰及距舟关节。足趾的屈伸活动主要靠跖拇及跖趾关节。关节部骨折、脱位、肌腱断裂、神经损害等，是足踝部运动阻碍的主要原因。

6. 脊柱部检查

（1）颈部

【望诊】借助于视力或触摸，了解颈部的情况。首先观察颈部形态，头部能否自由转动，旁视时是否要将身体一起转动，颈部是否能支持头部的重量，是否需用手扶持下颌。其次观察颈椎的生理轴线。颈椎骨折、脱位、结核等可出现后凸、侧弯或扭转畸形。寒性脓疡多由颈椎结核所致，高位者可见于咽后壁，低位者可见于颈旁。先天性斜颈可见单侧肌肉痉挛和短缩，甚至影响到颜面及两肩不对称。

【触诊】扭伤或"落枕"，压痛点多见于棘间韧带或两侧项肌。颈椎棘突间触到痛性硬结或索条，可能是项韧带钙化。颈椎病或颈椎间盘突出症，压痛多在伤侧下部颈椎旁及肩胛内上角处，且向伤侧上肢放射。颈椎骨折、结核的压痛点位于患椎棘突部。

【运动检查】脊柱颈段可做前屈、后伸、左右侧屈及左右旋转等活动。检查时要固定双肩，使躯干不参与运动。环枕关节和寰枢关节的功能最重要，如有病变或固定时，可使颈部的旋转及屈伸功能丧失50%左右。颈椎结核可使颈部前屈、后伸及侧屈受限制。颈椎间盘突出症则一般向患侧屈及后伸受限。颈椎骨关节病变，则在旋转活动时出现摩擦音响或摩擦感。

（2）胸、腰椎和骶髂部

可根据情况，选取立位、坐位、俯卧位、仰卧位、侧卧位等体位进行检查。

【望诊】借助于视力或触摸，了解胸椎、腰椎和骶髂部的情况。急性腰扭伤或腰椎结核患儿，由于腰部不能负重，常以双手扶持腰部行走，坐下时常用两手撑在椅子上。腰椎间盘突出症的患儿行走时，因疼痛的下肢不敢用力着地而表现为跛行。从背面或侧面可观察脊柱有无后凸、前凸及侧弯畸形，上身多前倾。

脊柱后凸有两种类型，一种呈弧形，又称圆背，常见于姿势性后凸、椎体骨骺炎、类风湿性脊柱炎等；另一种呈角状，或称驼背，常见于脊柱结核，椎体屈曲型压缩性骨折等。轻度角状后凸不明显者，可用滑动触诊法，手指放在棘突上由上而下迅速滑动，即可触到后凸的部位。前凸增加常见于脊椎滑脱症、先天性髋关节脱位或炎症所致的髋关节屈曲畸形。

脊柱侧弯应标明方向及部位，是"C"形或反"C"形，是"S"形或反"S"形。侧凸不明显者，可用滑动触诊法，即用中指放在棘突上，食、环指紧贴在棘突旁用力由上而下滑动触摸，测定有无弯曲，同时可观察触摸后的充血带是否正直。脊柱侧弯常兼有纵轴旋转，外观棘突连线并无弯曲，仅表现为两侧肋骨、腰肌的不对称。当患儿向前弯腰时可看出两侧肩胛骨、腰肌的高度有明显差异。

背肌在脊柱两侧隆起，脊柱在中央呈现一条沟状。经常在弯腰位工作或缺乏锻炼者，两侧背肌萎缩变平，而中央的棘突呈现一条隆起。腰痛患儿有时会出现保护性腰肌紧张或痉挛。

【触诊】棘上韧带或棘间韧带的损伤，以及腰肌扭伤常有明显固定的浅在压痛点；下腰部及骶骨部某些韧带损伤，其疼痛可沿坐骨神经向下肢放射。椎间盘突出，常于第3、4、5腰椎棘突旁1.5cm处有深在的压痛，同时向伤肢远端放射。腰椎的横突上有腰肌的起止点，腰肌急慢性损伤时，常在横突上有不同程度的压痛。椎体骨折或患有结核时，可有棘突压痛、纵横挤压或叩击痛。

【运动检查】脊柱的运动主要在颈段及腰段。腰段运动包括前屈、后伸、左右侧屈及左右旋转。腰椎间盘突出症，向伤侧的侧屈及前屈受限明显，然而在其可能活动的范围内，脊柱的活动曲线是较柔和而均匀的。脊柱结核或僵直性脊椎炎，则各方向运动均受限制，失去正常的活动曲线，病变部脊椎僵硬。检查腰、骶部病变，常用下列方法：

①拾物试验 通过拾取一件放在地上的物品，观察脊柱的活动是否正常。腰椎有病变，则下蹲时必须屈曲两侧膝、髋关节，而腰部仍是挺直的。

②直腿抬高试验 一般能自动直腿高举80°～90°，除腘部有拉紧感觉外，无其他不适者为正常。直腿抬高不能达到正常角度，且沿坐骨神经有放射痛者为阳性。为了鉴别其阳性是否为坐骨神经受牵扯所引起，可于抬高到疼痛的角度放低5°，放射痛消失，再使足踝用力背伸，如放射痛加重，即非腰骶、骶髂部病变所引起。

③腰骶关节检查 极度屈曲两髋与两膝关节，使臀部离开床面，腰部被动前屈。下腰部筋肉组织损伤，或腰骶椎有病变时则感疼痛。

④"4"字试验 试验右侧时，将右侧足置于左膝上部，然后医生左手压左髂前上棘，右手将右膝向下压，如右侧骶髂关节部有病变时，则出现疼痛为阳性。如同侧髋关节有病变也呈阳性。

⑤股神经牵拉试验 患儿俯卧位，下肢伸直，使伤侧下肢向后过度伸展，在腰3、4椎间盘突出症时，可沿股神经有放射痛，称为股神经牵拉试验阳性。

⑥脊柱被动伸展试验 患儿俯卧位，将其双腿上提，观察腰部伸展是否正常或有僵直现象等。

（三）医技检查

1. 常规检查 一般应检查血、尿、便常规，以了解身体总体状况。怀疑有恶性肿瘤时，还应进行活体组织检查，测定血清中钙、磷、碱性磷酸酶的含量，必要时还需做尿蛋白检查等。

2. X线检查 X线检查是诊断少儿筋骨异常很有价值的方法之一。X线照片必须至少拍摄两个方位，即正位片和侧位片。对某些部位还必须加摄特殊体位的照片，例如了解脊椎椎弓峡部，应拍摄左右两侧的斜位片；观察第1颈椎或寰枢关节，须摄正位张口片。拍摄长管骨骨干最好包括其上、下关节，因为在其上下部关节处可能另有损伤，如尺骨上三分之一骨折可能合并桡骨小头脱位；胫骨中下三分之一骨折，可兼有腓骨上部骨折等。儿童四肢靠近骨骺部位的损伤，有时不易辨明有无骨折及骨折段移位的情况，需加摄健肢相应部位照片作为对比。对危重患儿应在采取急救措施后，再进行X线照片，以免拍片时引起意外。X线检查必须与其他临床检查相结合，才能得出正确的诊断。如腕舟骨骨折，初期在阳溪穴处有明显压痛，而X线照片上可能未见明显骨折现象，往往在2周后再行照片检查，才能显示出骨折的裂缝。

3. CT检查　CT检查显示横断面明显优于X光照片，尤其是对密度高的组织显像清晰，对于测量骨性结构之间的距离精确度高，能清晰地显示血管走向及血管病变。对肿瘤检查的灵敏度明显高于X光照片。多排螺旋CT能进行三维成像，有助于立体显示组织和器官病变。但对软组织显像清晰度和分辨率不高。

4. 磁共振（MRI）检查　MRI对血管及软组织检查灵敏度高。在少儿筋骨异常诊断中主要用于发现软组织、椎间盘、脊髓、半月板及炎性或出血性病变。对骨组织显像精确度不如CT。

5. B超检查　在少儿筋骨异常诊断中主要用于血管、关节、软组织、骨骼病变。

第四章　少儿筋骨异常的推拿手法与施术原则

第一节　常用推拿手法

少儿筋骨异常病症的临床类型各有不同，其发展变化在各个阶段中亦有不同的特点。因此，在治疗调理中必须贯彻局部与整体兼顾、筋骨并重、动静结合、医患协作的原则，在中医基本理论指导下进行辨证论治，辨病施法，选择不同的推拿手法与辅助调理进行治疗。

推拿手法具有行气活血、消肿止痛、舒筋通络、软坚散结、剥离粘连、整复移位和行气血、调脏腑的功效。《素问·血气形志》篇说："形数惊恐，经络不通，病生于不仁，治之以按摩醪药。"《素问·举痛论》也说："寒气客于背俞之脉则脉泣，脉泣则血虚，血虚则痛。其俞注于心，故相引而痛。按之则热气至，热气至则痛止矣。"《诸病源候论》描述了腕部损伤的推拿按摩应用："夫腕伤重者，为断皮肉、骨髓，伤筋脉，皆是卒然致损，故血气隔绝，不能周荣，所以须善系缚，按摩导引，令其血气复。"《医宗金鉴》指出了不同手法的不同作用，"夫手法者，谓以两手安置所伤之筋骨，使仍复于旧也。但伤有轻重，而手法各有所宜"；"故必素知其体相，识其部位，一旦临证，机触于外，巧生于内，手随心转，法从手出"；"或因跌仆闪失，以致骨缝开错，气血郁滞，为肿为痛，宜用按摩法，按其经络，以通郁闭之气，摩其壅聚，以散瘀结之肿，其患可愈"，并特别强调了手法的重要性："手法者，诚正骨之首务哉。"

治疗少儿筋骨异常的推拿手法种类繁多，临证时应根据伤情需要，有针对性地选用适当的手法，才能取得良好的效果。

一、一指禅推法

【操作】

以拇指端或螺纹面着力，通过腕部的往返摆动，使所产生的功力通过拇指持续不断地作用于受术部位或穴位上，称为一指禅推法（图4-1-a、图4-1-b）。

【技术要领】

一指禅推法操作时要求术者姿势端正，精神内守，肩、肘、腕各部位贯穿一个"松"字，做到蓄力于掌，发力于指，将功力集中于拇指端，才能使手法刚柔相济，形神俱备。

1. 沉肩　肩关节放松，肩胛骨自然下沉，不要耸肩用力，以腋下空松能容一拳为宜。

2. 垂肘　肘关节自然下垂，略低于腕部。肘部不要向外支起，亦不宜过度夹紧内收。

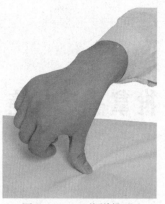
图 4-1-a　一指禅推法

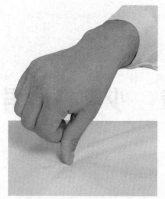
图 4-1-b　一指禅推法

3. 悬腕　手掌自然垂屈，在保持腕关节放松的基础上，尽可能屈腕至 90°。腕部在外摆时，尺侧要低于桡侧，回摆到最大时，尺、桡侧持平。

4. 掌虚指实　拇指端自然着实吸定于一点，切忌拙力下压，其余四指及掌部要放松，握虚拳。前臂摆动产生的功力通过拇指轻重交替作用于体表，外摆和回摆时着力轻重为 3∶1，即"推三回一"。

5. 紧推慢移　一指禅推法在体表移动操作时，前臂维持较快的摆动频率，即每分钟 120～160 次，但治疗方面移动的速度要慢。

【临床运用】一指禅推法刺激量中等，接触面积小，深透性好，临床适用于循经络、推穴位。主要适用于头痛、面瘫、颈项强痛、腰痛、胃脘痛、关节酸痛等症。

二、㨰法

【操作】

以第五掌指关节背侧吸附于体表受术部位，通过腕关节的屈伸和前臂的旋转，使小鱼际与手背在受术部位上做持续不断的来回滚动称㨰法（图 4-2-a、图 4-2-b）。

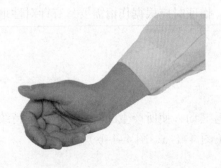
图 4-2-a　㨰法

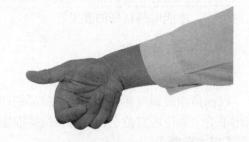
图 4-2-b　㨰法

【技术要领】

1. 肩关节放松下垂，肘关节自然屈曲约 40°，上臂中段距胸壁一拳左右，腕关节放松，手指自然弯曲，不能过度屈曲或挺直。

2. 操作过程中，腕关节屈伸幅度应在 120°左右（即向外㨰动至极限时屈腕约 80°，向内㨰动至极限时伸腕约 40°），使掌背尺侧部分的 1/2 面积依次接触治疗部位。

3. 㨰法对体表产生轻重交替的刺激，向外㨰动和向内㨰动着力轻重之比为 3：1，即"㨰三回一"。

【临床应用】

㨰法的特点为柔和、深透与舒适，具有特殊的、无可替代的气血泵样作用，长于镇痛、解痉、活血化瘀。㨰法是临床重要的放松手法，广泛用于保健和大范围的局部放松。

三、揉法

【操作】

以施术部位吸定于受术体表并带动皮下组织做环旋运动，称揉法。按施术部位不同可分为拇指揉法（图 4-3-a）、多指揉法（图 4-3-b）、掌揉法（图 4-3-c）、鱼际揉法、掌根揉法、肘揉法、前臂揉法、双掌合揉法等。

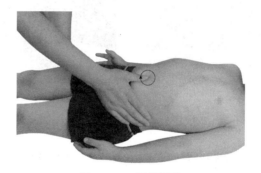

图 4-3-a 拇指揉法

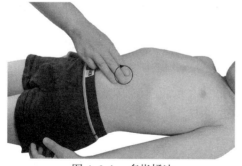

图 4-3-b 多指揉法

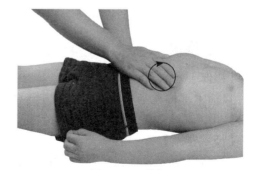

图 4-3-c 掌揉法

【技术要领】

1. 应以肢体的近端带动远端做小幅度的环旋揉动。如用前臂带动腕、掌做掌揉法。

2. 施术部位要吸定于治疗部位，并带动深层组织。

3. 压力要均匀，动作要协调且有节律。

4.揉动的幅度要适中，不宜过大或过小。

【临床应用】

揉法是缓解肌肉痉挛、消除疲劳的重要手法，也可以缓解损伤部位的疼痛，用于腹部有调理胃肠功能的作用。指揉法主要用于穴位；掌揉法主要用于腰背、腹部；鱼际揉法多用于头面部；掌根揉法、前臂揉法、肘揉法主要用于腰骶部、臀部。

四、擦法

【操作】

以施术部位在受术者体表做直线往返快速的摩擦运动。按施术部位的不同可分为掌擦法（图4-4-a）和小鱼际擦法（图4-4-b）。

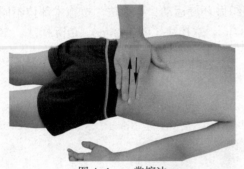 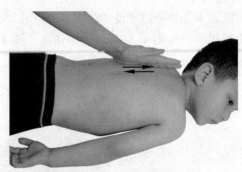

图4-4-a 掌擦法　　　　　　　　图4-4-b 小鱼际擦法

【技术要领】

直线往返，快速运动，即路径要直，频率要快，力度要重，运用介质。

【临床应用】

擦法是重要的产热之法。能产热，也能散热，关键在于操作的度量。

擦法亦是收功之法。多用于异感部位的操作，如麻木、蚁行、痹痛、冷感、瘙痒等。

五、推法

【操作】

以施术部位在受术者体表做单方向直线摩擦运动。按施术部位的不同可分为掌推法（图4-5）和指推法；指推法又分为拇指推法或多指推法。

【技术要领】

单方向直线运动，路径直，去而不返。多沿经络方向推动，顺纤维走向为其特点。

【临床应用】

推法是少儿筋骨异常推拿调理最为常用的手法，如配以介质疗效更佳。部位较大或推理较广时多用掌、大鱼际，而小范围或需精细理筋时多用手指。

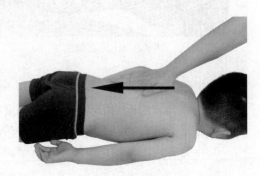

图4-5 掌推法

六、搓法

【操作】

双手对称夹持患儿肢体，做往返的搓动（图4-6）。

【技术要领】

1. 力向对称，故搓动较小部位以双手夹持，搓动较大部位应充分利用床面。

2. 快搓慢移，搓动频率应快，移动应慢。

3. 双手平直自然，紧贴受术部位。

【临床应用】

1. 重要的放松手法。上下肢推拿结束时的收功动作。

2. 行气活血，用于痹症等。

3. 疏肝解郁、消食化积，多用于小儿食积等。

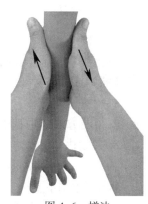

图4-6 搓法

七、抖法

【操作】

握住受术者肢体远端，做快速上下小幅度连续抖动（图4-7-a、图4-7-b）。

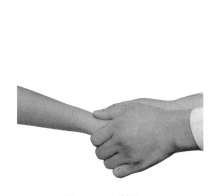

图4-7-a 抖法

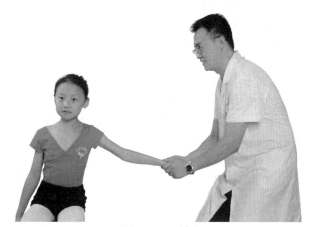

图4-7-b 抖法

【技术要领】

1. 握住受术者肢体远端如手指、手腕或踝部，并略做牵引使肢体伸直。

2. 做高频率、小幅度上下抖动。

【临床应用】

1. 重要的放松手法，多用于收功。

2. 重要的分解粘连法，用于关节的僵直与功能障碍。

3. 有利于整复关节，尤其是在拔伸的同时，运用抖法，拔伸使筋得以纵向伸展，抖动使筋得以横向（上下）运动，能有效地解除关节附近深层组织的痉挛与粘连。

八、按法

【操作】

以指或掌按压体表的一种手法称按法（图 4-8）。

【技术要领】

1. 按法蓄力于掌。

2. 力的方向应垂直于受术者体表。

3. 力度由小到大，逐渐加压，得气为度，得气后停留片刻（约 20 秒），即按而留之。

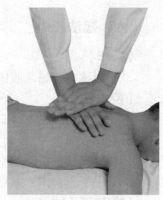

图 4-8　按法

【临床应用】

1. 以指代针，激活经穴，据此穴而治疗多种疾患。

2. 按法是重要的温补与截断之法，与气机运行方向相同时，可升提与助运；与病势方向相反时，可降逆与固脱。

九、拿法

【操作】

捏而提起谓之拿。以拇指和其余四指相对，夹持住一定部位，向上提起的方法（图 4-9）。

【技术要领】

1. 沉肩，垂肘，指自然微曲，力均匀。

2. 两手同时拿与交替拿，保持一定节奏。

3. 接触面的大小直接决定力度和患儿的感受。

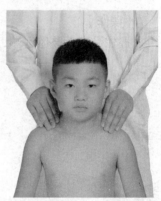

图 4-9　拿法

【临床应用】

重要的放松手法，其法舒适、柔和，能有效地消除疲劳、解除痉挛、缓解疼痛。

十、拨法

【操作】

用拇指深按于治疗部位，进行单向或往返的拨动，称为拨法（图 4-10）。

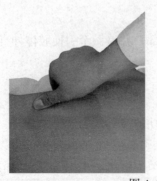

图 4-10　拨法

【技术要领】

1. 按压力与拨动力方向相互要垂直。

2. 拨动时拇指不能在皮肤表面有摩擦移动，应带动肌纤维或肌腱、韧带一起拨动。

3. 用力要由轻到重，实而不浮。

【临床应用】

拨法有助于解除痉挛、解除粘连、滑利关节、消炎镇痛。

十一、拍法

【操作】

用虚掌拍打体表称拍法。拍法可单手操作，亦可双手交替操作（图 4-11-a、图 4-11-b）。

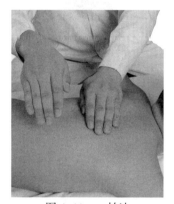 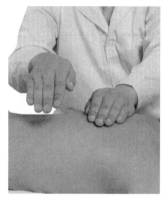

图 4-11-a　拍法　　　　　　　　　图 4-11-b　拍法

【技术要领】

1. 拍法动作要平稳，要使整个掌、指周边同时接触体表，声音清脆而无疼痛。

2. 腕部放松。上下挥臂时力量通过放松的腕关节传递到掌部，使刚劲化为柔和。

3. 直接接触皮肤拍打时，以皮肤轻度充血发红为度。

【临床应用】

强而长时间拍打具有镇静止痛、活血化瘀及强筋壮骨等功能；轻而短时间拍打则有醒神健脑、兴奋神经、调理胃肠及宽胸顺气之功。

十二、击法

【操作】

用拳背、掌根、掌尺侧小鱼际、指尖或桑枝棒击打体表的一种方法叫击法（图 4-12）。

【技术要领】

1. 击打时用力要稳，要含力蓄劲，收发自如。

2. 击打时要有反弹力，不能停顿或拖拉。

3. 击打动作要连续而有节奏，快慢要适中。

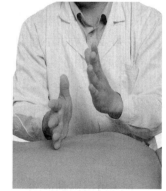

图 4-12　击法

4.击打的力量要适中，应因人、因病而异。

【临床应用】

击法可缓解肢体酸痛、麻木、风湿痹痛、肌肉萎缩等症。

十三、摇法

【操作】

使关节被动做环转运动的手法（图 4-13-a、图 4-13-b、图 4-13-c、图 4-13-d）。

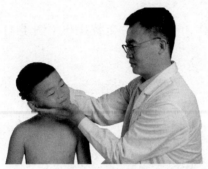
图 4-13-a　颈部摇法

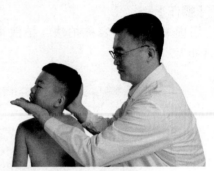
图 4-13-b　颈部摇法

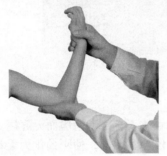
图 4-13-c　肘关节摇法

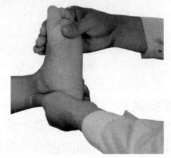
图 4-13-d　踝关节摇法

【技术要领】

1.固定关节近端为轴心，握持关节远端，使关节做被动的环转运动。其运动轨迹为圆锥体，此为摇法的本质特征。

2.幅度一般由小到大、频率由慢渐快。

【临床应用】

摇法适用于各个关节，可舒筋活络、滑利关节，多用于关节障碍的解除和功能的恢复。

十四、拔伸法

【操作】

使关节沿纵轴运动，增大关节间隙的手法（图 4-14-a、图 4-14-b）。

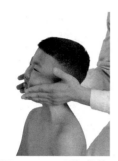

图 4-14-a　颈部拔伸

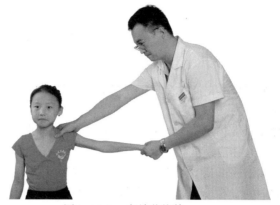

图 4-14-b　肩关节拔伸

【技术要领】

1. 动作要稳而缓，用力要均匀而持续。

2. 根据病情轻重缓急的不同和施术部位的不同，控制好拔伸的力量和方向。

【临床应用】

适用于全身各关节部。拔伸法在骨科临床主要用于骨折和关节脱位，推拿临床常用于软组织损伤性疾病。

十五、扳法

【操作】

在关节屈伸或旋转过程中，当其达到极限位时，瞬间骤然用力使关节在原有运动方向上瞬间产生一过性运动的方法叫扳法。达到了极限，还在原有运动趋势上产生运动，是为超生理范围。但因为操作时间特别短暂，瞬间完成，故位移变化很小，因而仍然是安全的手法（图 4-15）。

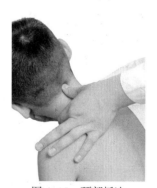

图 4-15　颈部扳法

【技术要领】

1. 注意采取正确体位。

2. 运用扳法时，患儿身心一定要放松。

3. 沿关节原有运动趋势方向扳动。

4. 注意双手或其他用于固定之部位的置放位置应尽量符合力矩原理。临床最省力的部位和角度就是最佳所置部位。

5. 一定要达到极限位。

6. 两手同时同向或反向协调运动，扳动必须在瞬间完成，且用力较猛。

7. 弹响是复位成功的标志，有弹响固然好，但在临床为安全起见，不能强求弹响。

【临床应用】

适用于全身各关节。临床常用于颈椎病、寰枢关节半脱位、脊柱小关节紊乱、四肢关节外伤后功能障碍等病症。

第二节　施术原则

详细的临床查体及必要的辅助检查，明确诊断，全面而准确地掌握病情，是推拿调理的前提。特别是对骨折、脱位，术者在头脑中要有一个损伤局部内、外的立体形象，明确熟知骨端在肢体的方位，正如《医宗金鉴·正骨心法要旨》所谓："必素知其体相，识其部位，一旦临证，机触于外，巧生于内，手随心转，法从手出。或拽之离而复合，或推之就而复位，或正其斜，或完其阙……术者，心明手巧，知其病情，善用手法，治之多效。"推拿调理的最高境界是"法之所施，使患者不知其苦，方称为手法也"。概括来说，若病情需要推拿调理时，则应遵循早、稳、准、巧的原则。

早：早期恰当而及时地应用推拿调理手法，同时配合适当休息、功能锻炼、中药内服、中药熏洗等辅助调理，使少儿痛苦小，痊愈快，功能恢复好。对于一些顽固性陈伤，保守治疗无效者，还应考虑外科手术治疗。

稳：施术手法要有力而稳妥，同时要注意医患体位适当。临床操作要准确、实效，用力大小要恰到好处，以防加重损伤及影响治疗效果。术者选择的体位要有利于手法的运用、力量的发挥。

准：对损伤局部解剖，损伤的性质或移位的方向要认识准确。肌肉及韧带、关节的病变，其症状表现部位大多都在损伤部位的区域，选取穴位、手法和部位一般是以痛为腧，局部取穴；急性损伤，多表现为局部疼痛剧烈，肿胀明显，早期应局部冷敷，保护伤处；然后再运用活血化瘀、消肿止痛等推拿手法及药物，治疗操作应选取邻近的穴位及在病变区邻近部位进行轻柔的手法操作；待症状减轻或有缓解后，再在局部运用中等刺激手法，以达活气血、舒筋脉、恢复关节功能之目的。慢性损伤，可直接在病变部位施以推拿调理手法。

巧：推拿调理操作时，要动作轻巧，做到既省力又有效。切忌鲁莽粗暴，增加损伤。手法刺激量（压力、时间）的大小，应根据少儿年龄、性别及体质的强弱、不同的操作部位、损伤部位的深浅与疾病性质而决定。一般情况下，少儿体质弱、病变部位浅、急性损伤，手法刺激量应较小。

在实施推拿调理手法时，有的可由术者一人完成，有的则需两人甚至多人集体完成。因此，在施术手法前，参加施术手法的人员应经过共同讨论，统一认识，拟出一致方案，便于在施术手法时共同遵循及协调动作；若需中途改变方案，主要术者必须主动说明理由及改变的手法，使其他参与者给予准确配合。

总而言之，少儿筋骨异常要早期、稳妥、准确、轻巧而不增加损伤地实施推拿调理手法。对关节脱位、骨错缝，应力争一次施手法整复成功。

第三节　注意事项

操作室要有良好的环境，温度适宜、空气新鲜、安静舒适等。术者在推拿操作前应修剪指甲，以免触痛或划伤少儿娇嫩的皮肤。操作时应充分顾及少儿感受，态度要和蔼，不能强行操作，选择合适的体位，利于少儿心理及身体上的放松。

一、适应证

1. 各种筋肉劳损形成的条索、痛点或功能活动受限者。
2. 各部筋肉急性扭挫伤，不伴有筋肉完全断裂者。
3. 各种损伤后遗症（包括手术与创伤后遗症）。
4. 各个部位关节脱位不伴有骨折者。

二、禁忌证

1. 骨折固定期，脱位早期局部出血或固定期，不宜施术推拿按摩手法。
2. 局部有明显的红、肿、热、痛等炎症反应，有化脓趋势者，不宜施术推拿按摩手法。
3. 局部包块性质不明，皮肤病，感染性疾病，恶性肿瘤或易出血性疾病等，不宜施术推拿按摩手法。
4. 施术推拿按摩手法后疼痛增剧，有异常反应或出现全身症状者，不宜继续施术手法，需进一步检查，重新诊断。

三、慎用证

1. 严重脊椎滑脱的病例，局部慎用重手法治疗。
2. 过饥过饱及病情危重者慎用推拿按摩。

施术过程中要求术者注意力集中，密切观察少儿的反应并且询问少儿的感受，施术过程中根据少儿的具体情况做适当调整。顽固性陈伤，保守治疗无效者，还可考虑外科手术治疗。

第四节　少儿筋骨异常调理常用中药

川芎

【性味归经】辛、温。归肝、胆、心包经。

【功效】活血行气，祛风止痛。

【临床应用】

1. 本品辛香行散，温通血脉，既能活血祛瘀，又能行气通滞。可用于瘀血作痛的中药敷贴。
2. 研粗末少许可做佩饰。
3. 配乳香、没药、红花等制药包可用于离子导入。
4. 配红花、桃仁、伸筋草、透骨草等可用于熏洗。

【用量】3～6g。

延胡索

【性味归经】辛、苦，温。归肝、脾、心经。

【功效】活血，行气，止痛。

【临床应用】

1. 煎水可用作推拿介质。

2. 本品辛散温通，能行血中气滞，气中血滞。用于筋骨损伤的中药敷贴。

3. 用于离子导入时多配合郁金、当归、红花等。

【用量】3～5g。

乳香

【性味归经】辛、苦，温。归心、肝、脾经。

【功效】活血定痛，消肿生肌。

【临床应用】

1. 配麝香、血竭、没药、川芎制作止痛散剂。

2. 本品辛香走窜，苦泄温通，既行气通滞，散瘀止痛，又活血生肌。用于跌扑损伤，消肿散结的中药敷贴。

3. 制药包用于离子导入。

4. 配没药、红花、五加皮、羌活等用于筋骨损伤的中药熏洗。

【用量】3～6g。

没药

【性味归经】辛、苦，平。归心、肝、脾经。

【功效】散瘀定痛，消肿生肌。

【临床应用】

1. 配麝香、血竭、乳香等制作止痛消肿散剂。

2. 因本药偏于散血化瘀，可用于活血消肿散结的中药敷贴。

3. 制药包用于离子导入。

4. 配乳香、红花、当归、钩藤等用于筋骨损伤，血瘀气滞的中药熏洗。

【用量】3～5g。

红花

【性味归经】辛，温。归心、肝经。

【功效】活血通经，散瘀止痛。

【临床应用】

1. 本品善于通利血脉，消肿止痛，可用于筋骨损伤，瘀滞肿痛的中药熏洗。

2. 煎水可用作推拿介质。

3. 配桃仁、乳香等用于瘀血作痛的中药敷贴。

4. 单品制油剂、酊剂，可涂擦筋骨受伤的患处。

5. 配桃仁、乳香、当归等用于药浴。

6. 制药包，用于筋骨损伤疼痛的离子导入。

【用量】3～5g。

桃仁

【性味归经】苦、甘，平。归心、肝、大肠经。

【功效】活血祛瘀，润肠通便，止咳平喘。

【临床应用】

1. 本品味苦通泄，善泄血滞，祛瘀力强。用于筋骨损伤，瘀血作痛的中药敷贴。

2. 配红花、乳香、当归等用于熏洗。

3. 配杏仁、大黄、火麻仁等用于中药灌肠。

4. 配红花、延胡索制药包用于离子导入。

【用量】3～5g。

独活

【性味归经】辛、苦，微温。归肾、膀胱经。

【功效】祛风除湿，通痹止痛，解表。

【临床应用】

1. 本品辛散苦燥，气香温通。同红花、桃仁、伸筋草同煎可用于筋骨损伤及风湿痹痛的中药熏洗。

2. 可用于筋骨疼痛的中药敷贴。

3. 可用于颈肩、腰腿痛，制作药包做离子导入。

4. 用于药浴。

【用量】3～5g。

威灵仙

【性味归经】辛、咸，温。归膀胱经。

【功效】祛风湿，通经络，止痛，消骨鲠。

【临床应用】

1. 本品辛散温通，性猛善走，能通经络而止痛。可用于筋骨损伤的中药熏洗。

2. 与活血化瘀药同用制药包做离子导入。

【用量】3～5g。

伸筋草

【性味归经】微苦、辛，温。归肝、脾、肾经。

【功效】祛风除湿，舒筋活络。

【临床应用】

1. 本品味辛能行散以舒筋活络，消肿止痛。可用于中药熏洗。

2. 可用于关节酸痛，风寒湿痹，屈伸不利的中药敷贴。

3. 可用于药浴。

【用量】3～6g。

桑枝

【性味归经】微苦，平。归肝经。

【功效】祛风湿，利关节。

【临床应用】

1. 本品善达四肢经络而通利关节。可用于中药熏洗。

2. 可用于肩臂疼痛的中药敷贴。

【用量】3～6g。

五加皮

【性味归经】辛、苦，温。归肝、肾经。

【功效】祛风除湿，补益肝肾，强筋壮骨，利水消肿。

【临床应用】

1. 本品有温补之效，可用于小儿行迟，体虚乏力的中药敷贴。

2. 可用于筋骨损伤的中药熏洗。

3. 用酒浸泡，外用可利水消肿，强筋壮骨。

4. 用于增高益智的中药敷贴。

【用量】3～5g。

牛膝

【性味归经】苦、甘、酸，平。归肝、肾经。

【功效】逐瘀通经，补肝肾，强筋骨，利尿通淋，引血下行。

【临床应用】

1. 本品性善下行，长于活血通经，可用于跌打损伤，腰膝瘀痛的中药熏洗。

2. 本品味苦通泄，味甘缓补，可用于小儿筋骨乏力的敷贴。

【用量】3～5g。

土鳖虫

【性味归经】咸、寒；有小毒。归肝经。

【功效】破血逐瘀，续筋接骨。

【临床应用】

1. 本品入血分，性善走窜，可用于筋伤，局部瘀血肿痛的敷贴。

2. 单用本品可用于筋伤后期，筋骨软弱无力的敷贴。

【用量】3～4g。

马钱子

【性味归经】苦、寒；有大毒。归肝、脾经。

【功效】通络止痛，散结消肿。

【临床应用】本品性善通行，功善止痛，用于跌打损伤，筋伤肿痛的敷贴。

【用量】1～2g。

苏木

【性味归经】甘、咸，平。归心、肝、脾经。

【功效】活血祛瘀，消肿止痛。

【临床应用】

1. 本品（味）咸入血分，可用于筋伤瘀滞肿痛的敷贴。

2. 配红花、乳香等可用于跌打损伤的中药熏洗。

【用量】3～5g。

骨碎补

【性味归经】苦，温。归肝、肾经。

【功效】活血疗伤止痛，补肾强骨；外用消风祛斑。

【临床应用】

1. 本药以善补骨碎而得名，可用于跌扑闪挫，筋骨折伤的中药敷贴。

2. 单药酒浸可外用。

3. 本品温补肾阳，强筋健骨，可装药包用于离子导入以治筋骨痿软。

【用量】3～6g。

血竭

【性味归经】甘、咸，平。归心、肝经。

【功效】活血定痛，化瘀止血，生肌敛疮。

【临床应用】

1. 本品既能散瘀，又能止血，有止血而不留瘀的特点。用于筋骨损伤早期的中药敷贴。

2. 配乳香、没药等研末外用以达活血散瘀、消肿止痛的功用。

【用量】1～3g。

刘寄奴

【性味归经】苦，温。归心、肝、脾经。

【功效】散瘀止痛，疗伤止血，破血通经，消食化积。

【临床应用】

1. 本品苦泄温通，性善行散。可用于跌打损伤，瘀滞肿痛的中药敷贴。

2. 单药研末，酒调亦可外用。

【用量】3～6g。

自然铜

【性味归经】辛，平。归肝经。

【功效】散瘀止痛，续筋接骨。

【临床应用】本品辛散性平，入肝经血分，功能活血散瘀，舒筋接骨，通经止痛，长于促进筋骨损伤的愈合，多用于跌打损伤，筋骨折伤，瘀肿疼痛的敷贴。

【用量】3～6g。

泽兰

【性味归经】苦、辛，微温。归肝、脾经。

【功效】活血调经，祛瘀消痛，利水消肿。

【临床应用】

1. 单用捣碎外敷治胸胁损伤疼痛。

2. 配当归、红花、桃仁等用于跌打损伤，瘀肿疼痛的敷贴或制包做离子导入。

【用量】3～5g。

五灵脂

【性味归经】苦、咸、甘，温。归肝经。

【功效】活血止痛，化瘀止血。

【临床应用】本品善泄温通，专入肝经血分，为治疗瘀滞疼痛的要药。配白及、乳香、没药等可用于筋骨损伤肿痛的敷贴。

【用量】3～5g。

羌活

【性味归经】辛、苦，温。归膀胱、肾经。

【功效】解表散寒，祛风除湿，止痛。

【临床应用】

1. 本品辛散祛风，性温散寒，有较强祛风止痛之功。多配红花、桃仁等用于筋骨损伤的中药熏洗。

2. 配活血止痛的药物用于关节挫伤的敷贴。

【用量】3～6g。

三七

【性味归经】甘、微苦，温。归肝、胃经。

【功效】散瘀止血，消肿定痛。

【临床应用】

1. 本品活血消肿止痛力强，为治瘀血诸证之佳品。可用于跌打损伤，筋骨折伤，瘀血肿痛的敷贴。

2. 为伤科要药，可用于筋骨损伤的熏洗。

3. 损伤严重病发出血者，单用可外敷。

【用量】3～5g。

蒲黄

【性味归经】甘，平。归肝、心包经。

【功效】止血，化瘀，通淋。

【临床应用】本品味辛，能活血祛瘀，通经止痛。配五灵脂多用于筋骨损伤所致瘀血作痛的中药敷贴。

【用量】2～5g。

透骨草

【性味归经】辛、甘，温。入肝、肾经。

【功效】祛风除湿，活血止痛，舒筋活络。

【临床应用】

1. 配伸筋草、五加皮、红花等用于筋骨疼痛的中药熏洗。

2. 筋伤所致的抽筋，单用本品外敷即可。

【用量】3～6g。

当归

【性味归经】甘、辛，温。归肝、心、脾经。

【功效】补血活血，调经止痛，润肠通便。

【临床应用】本品辛行温通，活血止痛。配乳香、红花、桃仁等用于筋骨损伤，瘀血作痛的中药熏洗及中药敷贴。

【用量】3～6g。

千年健

【性味归经】苦、辛，温。归肝、肾经。

【功效】祛风湿，壮筋骨。

【临床应用】本品辛散苦燥温通，既祛风邪，又强筋骨。可用于腰膝酸软，筋骨痿软无力的敷贴。

【用量】3～5g。

络石藤

【性味归经】苦，微寒。归心、肝、肾经。

【功效】祛风通络，凉血消肿。

【临床应用】本品能通经络，凉血而消肿止痛。用于筋骨损伤，瘀滞肿痛的中药熏洗及敷贴。

【用量】3～5g。

豨莶草

【性味归经】辛、苦，寒。归肝、肾经。

【功效】祛风湿，利关节，止痛。

【临床应用】本品辛散苦燥，能祛筋骨间风邪，通经络，利关节。用于筋骨无力、酸软、麻木的中药熏洗及敷贴。

【用量】3～5g。

秦艽

【性味归经】辛、苦，平。归胃、肝，胆经。

【功效】祛风湿，清湿热，止痹痛，退虚热。

【临床应用】本品辛散苦泄，质偏润而不燥，为风药之润剂。多用于筋脉拘挛，骨节酸痛的中药熏洗及敷贴。

【用量】3～5g。

穿山龙

【性味归经】甘、苦，温。归肝、肾、肺经。

【功效】祛风除湿，舒筋通络，活血止痛，止咳平喘。

【临床应用】本品有活血止痛作用，治筋骨损伤，闪腰岔气。可单用或配骨碎补等中药熏洗，亦可做敷贴外敷。

【用量】3～6g。

海风藤

【性味归经】辛、苦，微温。归肝经。

【功效】祛风湿，通经络，止痹痛。

【临床应用】本品能通络止痛，用于筋骨损伤，瘀肿疼痛，筋脉拘挛，屈伸不利的药物熏洗及中药敷贴。

【用量】3～6g。

油松节

【性味归经】苦、辛，温。归肝、肾经。

【功效】祛风除湿，通络止痛。

【临床应用】

1.本品通络止痛，配乳香、红花等可用于筋骨损伤，瘀肿疼痛的敷贴。

2.若皮肤未破者可用本品酒浸擦患处。

【用量】3～5g。

川乌

【性味归经】辛、苦，热。归心、肝、肾、脾经。有大毒。

【功效】祛风除湿，温经止痛。

【临床应用】

1. 本品辛热苦燥，善于驱逐寒邪，温经止痛。可用于跌打损伤，骨折瘀肿疼痛的敷贴。多与自然铜、地龙同用，但要适量。

2. 生品配生草乌、姜黄、生南星等外用能达到局部麻醉的作用。

【用量】1 ～ 2g。

徐长卿

【性味归经】辛，温。归肝、胃经。

【功效】祛风除湿，止痛，止痒。

【临床应用】本品具有较强的止痛作用，常用于各种痛证。配当归、乳香、没药等可用于筋骨损伤疼痛的中药熏洗及敷贴和制包做离子导入。

【用量】3 ～ 6g。

茜草

【性味归经】苦，寒。归肝经。

【功效】凉血，祛瘀，止血，通经。

【临床应用】

1. 本品能活血通经，可治血瘀经络闭阻之证。用于筋骨损伤的中药敷贴。

2. 单用本品酒浸可外擦患处。

【用量】3 ～ 6g。

花蕊石

【性味归经】酸、涩，平。归肝经。

【功效】化瘀止血。

【临床应用】

1. 本品化瘀行血，用于筋骨损伤，瘀血肿痛的中药敷贴。

2. 筋骨损伤严重并有出血者，单用本品研末外敷伤口。

【用量】3 ～ 5g。

姜黄

【性味归经】辛、苦，温。归肝、脾经。

【功效】破血行气，通络止痛。

【临床应用】本品辛散苦燥，温通经脉，能通行气血而通络止痛，尤长于行肢臂。临床配当归、红花等用于筋伤疼痛的敷贴。

【用量】3 ～ 5g。

降香

【性味归经】辛，温。归肝、脾经。

【功效】化瘀止血，理气止痛。

【临床应用】

1. 本品辛散温通行滞，能化瘀理气止痛。配乳香、没药等用于筋骨损伤、瘀肿的疼痛敷贴。

2. 瘀血停滞胸胁作痛者，单用本品研末外敷。

【用量】3～5g。

丹参

【性味归经】苦，微寒。归心、肝经。

【功效】活血祛瘀，通经止痛，清心除烦，凉血消痈。

【临床应用】

1. 本品入心、肝血分，性善通行，能活血化瘀，通经止痛，祛瘀生新。配乳香、没药、当归等可用于筋骨损伤的中药熏洗。制包亦可用于离子导入。

2. 可用于血行不畅、瘀血阻滞的中药敷贴。

【用量】3～6g。

益母草

【性味归经】苦、辛，微寒。归肝、心包、膀胱经。

【功效】活血散瘀，利尿消肿，清热解毒。

【临床应用】本品辛散苦泄，性寒清热，既能活血散瘀以止痛，又能清热解毒以消肿。治筋骨损伤，瘀阻肿痛，单用本品外洗或外敷均可。

【用量】3～6g。

第五章　颈部筋骨异常推拿调理

第一节　解剖生理

颈部主要是由颈椎、肌肉、血管、神经等组成的，其功能活动主要依靠椎间关节的运动。此外，肌肉、筋膜、韧带也起着至关重要的作用。

一、颈椎

（一）椎体

颈椎共有 7 个椎体，6 个椎间盘，8 对颈神经，椎体借前、后纵韧带和椎间盘连接，构成具有前后弧度的骨性承重结构，具有支撑头颅、缓冲震荡、协调颈椎内外力平衡的作用。

（二）椎突

颈椎横突有孔，内有椎动脉、椎静脉和交感神经通过，并受其保护。颈椎横突较小，与颈部肌肉的不发达相一致，有利于颈部的灵活运动。

（三）椎管

颈椎的椎管是由颈椎体的后缘、椎弓根的内缘与椎板前内缘组成的一个纵形骨性孔道，内有后纵韧带和黄韧带连结。

（四）椎间孔

颈椎的椎间孔正常为卵圆形，其上下径大于前后径，神经根仅占椎间孔的一半。

（五）关节

1. 寰枕关节　由枕骨隆突与寰椎的上关节凹突构成关节，该关节因没有椎间孔而容易受到挤压、刺激。寰枕关节可使头做前俯、后仰和侧屈运动。

2. 寰枢关节　由寰椎和枢椎的齿状突构成复合关节，寰枢关节的关节囊大而松弛，关节面接近水平面，有利于寰椎围绕齿状突做旋转运动。

3. 关节突关节　由上位椎体的下关节突和下位椎体的上关节突及关节囊所组成，具有稳定脊柱、引导脊柱运动方向的功能。

4.钩椎关节 钩椎关节从左右增强了颈椎的稳定性，防止颈椎间盘从侧方突出。

（六）韧带

在颈部起作用的韧带主要有：前纵韧带——增强颈椎的稳定性；后纵韧带——防止脊柱过度前屈；黄韧带——有较强伸缩性，协助颈部肌肉维持头颈直立；棘间韧带——限制颈椎的过度前屈；项韧带——维持各项活动的动态平衡。

（七）颈椎活动特点

枕环运动，低头 10°，抬仰 25°；寰枢椎的旋转活动幅度最大，前屈以下颈段为主，后伸以 3、4、5 颈椎为中心，侧屈及旋转活动，是全部颈椎的协同动作，第 5 颈椎是承受旋转、扭曲最大的一个椎体。正常颈部的活动幅度（以中立位 0 度法计算），前屈 35°，后伸 35°，侧屈 45°，旋转 45°。

二、肌肉

颈部的肌肉主要起到支撑头部和维持颈椎稳定的作用。主要的肌肉有：

（一）胸锁乳突肌

胸锁乳突肌斜列于颈部两侧，起自胸骨柄前面和锁骨的胸骨端，肌束斜向后上方，止于颞骨乳突。主要功能为稳定、旋转和弯曲头部、颈部，并在颈部形成明显的标志。此肌两侧收缩，头向后仰；单侧收缩，使头弯向同侧，面转向对侧。单侧胸锁乳突肌可因胎儿产伤等各种原因造成肌挛缩，导致肌性斜颈。

（二）斜方肌

斜方肌起于枕外粗隆、上项线、项韧带、第 7 颈椎及全部胸椎棘突与棘上韧带，止于肩胛冈、肩峰及锁骨上外 1/3 处。斜方肌收缩时，可使肩胛骨接近脊柱，上部收缩提肩胛，下部收缩降肩胛。固定肩胛骨时，一侧收缩头后伸并稍旋向对侧，两侧收缩头后伸。

（三）肩胛提肌

肩胛提肌起于上四个颈椎横突后结节，止于肩胛骨脊柱缘内侧的冈上部分及肩胛内上角。肩胛提肌收缩时，上提肩胛骨使其转向内上方；肩胛骨固定时，一侧收缩，颈部屈向同侧，头亦转向同侧；双侧收缩，头、颈部向后伸。

（四）前斜角肌

前斜角肌起于第 3～6 颈椎横突前结节，止于第 1 肋骨斜角肌结节。在肋骨固定时，前斜角肌单侧收缩，使颈侧屈并回旋；双侧收缩，则使颈部前屈；颈部固定时，前斜角肌收缩上提第 1、2 肋骨，协助呼吸。

（五）夹肌

夹肌起于第 3 ～ 6 颈椎项韧带，第 7 颈椎与第 1 ～ 6 胸椎棘突。止于乳突外侧及上项线及第 2、3 颈椎横突后结节。夹肌单侧收缩时，头颈向同侧侧屈和回旋；双侧同时收缩时，头颈伸直并略向后伸。

三、血管和神经

颈部的血液供应主要来自颈内动脉、椎动脉、锁骨下动脉、颈外动脉等。颈部的静脉大多汇入颈内静脉，它在颈部和颈内动脉、颈总动脉伴行。

颈部的神经主要受颈神经、副神经、肩胛神经、胸神经、下颌神经、臂丛神经、锁骨神经、枕小神经、耳大神经、膈神经等支配。颈部神经损伤后会出现筋肉痿软、僵硬、麻木、疼痛、头晕、头痛、恶心、功能障碍等症状。

四、少儿颈部特点

（一）少儿寰枢关节特点

少儿寰枢关节囊薄而松弛，椎体外侧关节较水平，关节稳定性差，容易损伤。如少儿局部肌肉韧带发育不良，上呼吸道、咽喉部、颈部感染及轻微外力等因素，均可导致寰枢关节囊水肿，滑膜渗出，关节损伤，造成寰枢关节的不稳定性，甚至发生不同程度的寰枢关节旋转移位，称之为寰枢关节半脱位。

（二）少儿颈部肌群特点

颈部肌肉群主要有由多块肌肉组成，形态各异、结构多样、功能复杂，共同配合完成对头、颈、肩、背的支持、营养、保护、运动等作用。胸锁乳突肌活动幅度及活动量较大，斜方肌扁平且分布面积广，肩胛提肌、前斜角肌及头颈夹肌均较细长单薄。加之少儿时期骨骼未壮、肌肉未充、韧带未坚，功能未全，如同幼苗嫩枝，容易造成颈、背部筋肉损伤性痉挛和疼痛。

第二节 小儿肌性斜颈

小儿肌性斜颈是指一侧胸锁乳突肌发生纤维性挛缩所导致头面部和颈部不对称的筋骨异常病症，临床以头斜向患侧，下颌转向健侧，甚至伴随有面部变形为主要表现。本病是婴幼儿常见的一种先天性畸形，又称先天性斜颈、原发性斜颈。本病多因气滞血瘀，筋脉痹阻所致，若畸形不及时纠正，面部变形加重，最后导致颅骨发育不对称，颈椎甚至胸椎上段会出现侧弯。此病症为少儿推拿优势病种，少儿推拿能舒筋活血、软坚散结、疏通经络，改善局部血运供给，缓解肌肉痉挛，矫正畸形，改善和恢复颈部活动功能。

小儿肌性斜颈属中医"痹症""筋缩""筋节"范畴。

【病因病机】

小儿肌性斜颈是一种儿科的常见病和多发病。中医学认为小儿肌性斜颈主要因先天禀赋不足、气血阻滞、脉络不通、筋脉痹阻、颈部精血亏少、筋肉失于濡养，致患侧胸锁乳突肌痿软，经筋结聚所致。肿块型为筋结斜颈，非肿块型为筋缩斜颈。现代研究中关于小儿肌性斜颈的病因及发病机理目前尚无定论，多数学者认为与以下因素有关：

（一）产伤

分娩时胎儿一侧胸锁乳突肌因受产道或产钳挤压受伤出血，血肿机化形成挛缩。或分娩时损伤后肌肉退行性变和疤痕化，为纤维结缔组织所代替。

（二）缺血性肌挛缩

由于产程过长或胎儿头位不正、宫内姿势异常，营养胸锁乳突肌的动脉闭塞或静脉回流受阻，阻碍一侧胸锁乳突肌的血运供给，以致胸锁乳突肌缺血，肌纤维变性挛缩而造成斜颈。

（三）先天因素

小儿肌性斜颈与胸锁乳突肌先天性发育不良、遗传、胚胎发育异常、胎儿在子宫内头部向一侧偏斜及孕妇营养不良、久坐少动或孕期孕妇固定向一个方向侧睡等因素有关。

【临床表现与诊断】

（一）症状

肌性斜颈多单侧发病，在出生后，患儿颈部一侧可触及梭形或椭圆形肿物或发现头颈部歪斜，头颈转动不灵活，向同侧倾斜，下颌旋向对侧。肿块在出生后 3～4 个月内逐渐消失，触诊胸锁乳突肌内有一条索状硬结。斜颈常随婴儿发育而发展，1 岁左右斜颈更为明显，头部向患侧倾斜，下颌转向健侧，活动明显受限。当头颈部主动或被动转向健侧或仰头时，可见胸锁乳突肌紧张而突起于皮下如条索。同时逐渐继发头面部的不对称发育畸形，头颅的前后径变小，枕部歪斜，面部两侧不对称，患侧面部窄小，五官倾斜。若畸形不及时治疗，则可随年龄增长而加重，不仅患侧面部相对萎缩，颈部软组织紧缩，而且颅骨也会发育不对症而导致畸形，严重者颈椎和胸椎上段发生脊柱侧弯畸形。

（二）体征

1. 患侧胸锁乳突肌紧张、僵硬，可触及梭形或椭圆形包块。
2. 患儿头部向患侧倾斜而面部旋向健侧。
3. 颈部活动受限。
4. 病程长者，患侧面部明显小于健侧。

（三）鉴别诊断

1. 视力障碍的代偿姿势性斜颈。
2. 脊柱畸形引起的骨性斜颈。
3. 颈部肌麻痹导致的神经性斜颈。
4. 颈椎结核引起的斜颈。
5. 颈部淋巴结炎所引起的斜颈。

（四）病史

1. 一般在出生后数日或 2 周左右出现。
2. 有胎位不正或臀位产史。
3. 产程过长，难产及使用产钳。

（五）其他检查

1. 超声检查　对于小儿先天性肌性斜颈，超声显像是较好的检查方法。超声观察双侧胸锁乳突肌的连续性及肿块的部位、大小内部回声情况，以及胸锁乳突肌与周围组织的关系。超声检查能够准确地与颈部其他疾病鉴别，如颈部囊性淋巴管瘤、颈部淋巴结肿大等。尤其就诊时肿块已消失者，超声检查更为重要。

2. X 线检查　有利于鉴别不同原因造成的斜颈，如枕颈部畸形所致的骨性斜颈和自发性寰椎旋转性半脱位引起的斜颈一般不会产生胸锁乳突肌的挛缩和肿块；但自发性寰椎旋转性半脱位多有轻微外伤或上呼吸道感染病史。必要时可进行 CT 检查，能够提供较为清晰的图像，有利于诊断，排除器质性病变。

【推拿调理】

本病调理以推拿治疗为主。此疗法具有改善局部血液及淋巴循环，提高营养供给，加快组织新陈代谢，增强肌肉的伸展性，促进病变组织恢复弹性的作用，有利于受累肌群的正常发育，恢复正常生理功能。临床表明，"三步九法"少儿推拿治疗小儿肌性斜颈取得了显著的疗效。

［治疗原则］　通经活络，舒筋解痉，活血散结，健脾益气，补益肝肾。
［施术部位］　颈肩部、受累组织及相关穴位。
［基本手法］　揉法、按揉法、捻法、拨法、擦法、推法、拿揉法、神阙静振法。
［操作时间］　每次 30 分钟，1 日或 2 日 1 次。
［手法操作］

第一步：局部推拿
功效：通筋活络、活血散结。

1. 散结法　用食指、中指、无名指在小儿患侧胸锁乳突肌硬肿处做按揉法，5～8 遍。再用拇指和食指、中指对称用力拿捏患侧胸锁乳突肌，以有肿块及条索处为重点，拿捏时配合捻捻法，5～8 遍。

2. 正斜法　一手扶患儿患侧头部上方，另一手按患儿患侧肩部，扶患儿头部的手轻轻将患儿的头推向健侧，3～5次。再用一手扶患儿患侧头部上方，另一手扶患儿下颌，使患儿颈项向患侧水平旋转轻摇，3～5次。

3. 增长法 被动拔伸胸锁乳突肌。一手从患侧腋下插入，手掌向上，下压肩部，另一手置于患儿头侧，两手同时用力，向相反方向扳动，使颈部最大限度倾向健侧，8～10次。再用两腿夹持患儿腿部，两手手指置于患儿下颌，掌根部扶其后枕部，两手用力向上拔伸，反复操作5次左右。

第二步：循筋调理

功效：软坚散结、松解粘连。

1. 揉筋法 对足少阳经筋、足太阳经筋用拇指或食、中、无名、小指指腹施以揉法，3～5遍。

2. 拨筋法 对足少阳经筋、足太阳经筋用拇指施以拨法，3～5遍。

3. 理筋法 对足少阳经筋、足太阳经筋施以推法和擦法，3～5遍，放松、理顺经筋。

第三步：整体调理

功效：健脾益气、补益肝肾、疏经通络。

1. 脏腑调理法 补脾经120次，揉板门240次，补肾经120次，揉三阴交240次，揉足三里120次。

2. 特效穴调理法 拿揉列缺240次，揉阳陵泉240次。

3. 特色穴调理法 神阙静振法5～10分钟。

【辅助调理】

[中药治疗] 中药治疗可起到活血化瘀、舒筋止痛、软坚散结的作用，可在专科医师指导下选择应用舒筋活血片、芍药甘草汤、壮筋还骨汤、补阳还五汤等。

[敷贴疗法] 可外敷正颈散、牵筋散、舒筋散结膏。

1. 正颈散 大黄、木香、桃仁、红花、栀子、玄明粉各等份，共研细末，装瓶备用。用时每次取药30～50g，以酸醋适量调匀，敷于患处，用纱布、绷带包扎即可。也可待小儿睡眠时外敷，醒后取下。

2. 牵筋散 桃仁、红花、血竭、芒硝、郁金各等份，共研细末，贮瓶备用。视肿块大小、剪一个比肿块稍大的纱布块，先涂上调和剂，后撒上药粉，敷贴于肿块处，外用胶布固定，隔日换药一次。

3. 舒筋散结膏 血竭100g、三七200g、红花100g、地龙100g、威灵仙200g、乳香200g、没药200g，将以上中药烘干、粉碎、过120目筛，备用，取凡士林100℃灭菌30分钟，趁热徐徐筛入上述药粉，不断搅拌至成软膏状。放凉备用，每次取适量外敷于患处，并外敷纱布，每晚一次。

[药包热敷] 归芍煎加减：当归、赤芍、威灵仙各10g，透骨草、伸筋草、海藻、昆布、丝瓜络各15g。上药加水煎取浓汁，备用。上药汁趁温，用毛巾浸透，在患部热敷，每日1或2次。可活血通络，消肿散结。注意避免烫伤。

[足部疗法] 足部按摩主要穴区：头、颈椎、颈项等反射区及甲状腺、斜方肌、肝、胆、脾等反射区。

【注意事项】

本病患者年龄越小、病情越轻，手法治疗效果越好，治疗疗程越短。预防护理尤为重要。

（一）预防

1. 怀孕期间，孕妇一定要养成良好的习惯，适当活动，尽量不要久坐，不要固定偏向一侧睡觉。

2. 分娩时，若有胎位不正、巨大儿、难产的情况，可选用剖宫产，避免产伤。

3. 婴儿出生后，一定要养成良好的睡眠姿势、喂养姿势。

（二）护理

1. 少儿皮肤娇嫩，推拿时应轻柔，以防擦破皮肤。

2. 治疗同时，家长在日常生活中经常做与头面畸形相反方向的动作，加以矫正。如：改变喂奶姿势、利用玩具引诱少儿头部向健侧转动。

3. 利用姿势反射，让幼儿头部做主动旋转。

4. 可借用支具进行矫正。如晚上睡觉时可用沙袋或米袋将头部固定在矫正位。

（三）手术指征

1. 胸锁乳突肌持续挛缩，头部旋转活动受限超过一年。

2. 治疗期间颜面发育不良持续性、进行性加重者。

3. 1 岁以上发现肌性斜颈或经保守治疗 1 年无改善者。

第三节　寰枢关节半脱位

寰枢关节半脱位是指由于先天或后天因素使寰枢关节部分脱离正常解剖位置，导致寰齿两侧间隙不对称，上段颈神经、脊髓受压而引发一系列症状的筋骨异常病症。临床表现为颈肩上肢疼痛、头晕、头痛、恶心、视物模糊，部分患儿还可出现胸闷、心悸，甚至出现四肢痿软无力、呼吸困难等症状，严重者可危及生命。由于筋肌拘挛、损伤而导致寰枢关节错移、嵌顿，故又称"寰枢关节失稳症"。本病可发生于各个年龄阶段，近年来发病率呈上升趋势。少儿推拿可以改善颈部周围组织血液循环，缓解筋肌痉挛，恢复错移关节，重建寰枢关节之内外平衡，对寰枢关节半脱位有很好的治疗效果。

本病属中医学"骨错缝""筋节伤"范畴。

【病因病机】

寰枢关节半脱位多由于少儿炎症感染、不良姿势与体位、精神过度紧张、关节先天发育不良、急慢性损伤等因素，造成寰枢向前、向后脱位，导致寰齿两侧间隙不对称、上段颈神经、脊髓受压，颈椎不能维持其正常的生理运动功能和正常生理弧度，以致于气血运行不畅，筋肌失荣。气血凝结、筋肌拘挛、损伤是形成本病的主要病机。其常见原因有以下几点。

（一）炎症

寰枢关节位于咽壁后方。咽后壁上有丰富的淋巴组织。来自颈 1～颈 2 及鼻咽部、扁桃体、中耳、鼻腔等处的淋巴同归咽后淋巴结，再入颈深部淋巴结。如少儿常见的扁桃腺炎、中耳炎、鼻咽炎、腮腺炎、颈淋巴结炎等均可使邻近的寰枢关节弓发生反应性关节炎，促使寰枢关节周围组织滑膜充血、水肿和渗出增加，引起关节积液，横韧带松弛，齿状突与韧带之间的间隙增宽，容易引起齿状突移位，造成关节半脱位。

（二）不良体位与姿势

少儿处于生长发育的重要阶段，不良的姿势与体位，如高枕睡眠、长时间低头、偏头看东西等，可以导致颈椎长期处于屈曲状态或偏曲状态，寰枢关节周围肌肉及韧带负担过重，缺乏丰富血流营养，颈部肌肉舒缩功能逐渐减弱、肌力减退等，使寰枢关节的关节面不对称，造成关节半脱位。

（三）精神过度紧张

少儿因为长时间看电视，或者从小未养成正确的坐立姿势，都容易让颈椎肌肉长时间处于高度紧张状态，血管收缩，颈部肌肉缺血，使寰枢关节的关节面不对称，造成关节半脱位。

（四）创伤

少儿颈椎韧带较松弛，外侧关节较水平，外来暴力作用于上颈段可直接造成寰椎横韧带、翼状韧带、齿突尖韧带的撕裂，或引起滑囊、韧带的充血、水肿，引起寰枢关节旋转不稳或半脱位。如游泳跳水时头部触及池底，颈部过度屈曲易引起寰枢关节半脱位，而头颈部受到屈曲性外伤则引起齿状突向侧方或旋转移位。

（五）发育缺陷

寰枢关节的关节面不对称、倾斜度不等大、关节面不等长时，其受力则不均衡。倾斜度大的一侧剪力大，对侧剪力小，使关节处于不稳定状态，易发生半脱位。横韧带、翼状韧带发育的缺陷，同样可造成寰枢关节的不稳定。

（六）气候因素

寒冷、潮湿的环境，可使颈部肌肉内血管收缩，血流降低，影响组织代谢和废物排除，出现渗出、水肿、粘连等病变。长期作用可演变为慢性纤维组织炎性改变，使关节处于不稳定状态，易发生半脱位。

【临床表现与诊断】

（一）症状

1. 枕颈部症状 ①颈部疼痛、肌肉痉挛僵硬；②活动受限，严重者伴有颞下关节紊乱，张口困难（有时复位后病人也可出现张口困难，可能与复位后肌肉保护性痉挛及颞下颌关节紊乱有关）；③头颈部有保护性姿势：头向健侧旋转并向患侧倾斜或头颈部向前倾斜位（双侧均有脱位时）。

2. 脑血管神经症状 以椎－基底动脉供血障碍和枕大神经受刺激受压为主，如眩晕，头痛，恶心，呕吐，失眠，记忆力减退，精神萎靡、血压异常。

3. 伴随五官症状 如视力调节障碍，视力疲劳，眼胀痛，复视眼昏。此外尚有鼻塞，耳鸣，听觉障碍。

4. 全身症状 周身困倦，四肢疲乏。若伴有脊髓、韧带受牵拉或脊髓前动脉血管痉挛、缺血，患儿可出现步态失稳，甚至猝然摔倒。

（二）体征

1. 头颈部倾斜畸形、疼痛、僵硬、活动受限。
2. 寰枕交界处有压痛。
3. 极少数出现颈髓受压的症状和体征。
4. 病理神经反射阳性。

（三）病史

少儿多有头颈部外伤史或颈部感染病史。

（四）X 线检查

1. 寰椎关节前脱位 X 线片表现为枢椎齿状突与寰椎两侧块间距不对称，颈椎侧位片显示齿状突与寰椎前弓间距增大。

2. 寰枢椎旋转脱位 上颈椎开口位 X 线片显示侧块向前旋转及靠向中线，棘突偏向一侧，小关节在无损伤侧呈"眨眼征"。

3. 寰椎横韧带损伤 X 线片表现为寰齿间距增大。

（五）其他设备

CT 及 MRI 检查 通过 CT 及 MRI 检查，可以与寰椎椎弓骨折及上颈椎畸形鉴别，同时有助于了解脊髓受压情况。

【推拿调理】

本病的调理以推拿治疗为主，辅以保健调理。

（一）推拿治疗

治疗的方法主要包括局部肌肉松解和手法整复两个方面，不过由于推拿治疗寰枢关节半脱位对手法技能的要求较高，其施治方法、手法技巧随病症个体都存在较大差异，治疗前对患儿的病情应有全面的了解，手法要得当，切忌粗暴。

［治疗原则］活血祛瘀，舒筋通络，解痉止痛，剥离粘连，整复错缝，恢复颈椎平衡。

［施术部位］颈项肩背部。

［基本手法］按揉推擦法、弹拨拍叩法、拔伸牵抖法、屈伸旋转法。

［操作时间］每次 15 ～ 20 分钟，1 日或 2 日 1 次。

［手法操作］手法操作分常规手法和复位手法。

1. 常规手法

（1）松解手法　宜在颈部放松的情况下，用轻缓柔和的刺激性手法如一指禅推法、擦法、拇指按揉法在颈项肩背部操作，关键刺激穴位及部位为风池、枕骨下缘、颈夹脊、横突后结节、天鼎、肩井、肩胛骨内侧缘、天宗等。并在手法刺激的同时，轻巧地小幅度旋摇颈椎，以调整颈椎微小错移。

（2）整复手法

针对错位的方向部位，采用牵引旋转等手法进行复位。

轻者可用坐位颈椎旋转复位法，重者宜仰卧位整复法。患儿仰卧位，头置于治疗床外，便于操作。一助手两手按住患儿两肩，医生一手托住其下颌部，使头处于伸直位牵引，助手配合做对抗性拔伸。在牵引拔伸状态下，医生做头部缓慢轻柔的前后运动和试探性旋转运动，当阻力减小时则进行整复。如出现弹响，颈部运动改善，疼痛减轻，表示手法整复成功。整复成功后可用颈托固定。

（3）注意事项

①定位定性准确。

②手法轻柔，严防用力过猛，切忌追求弹响声。

③尽量降低手法操作中的头颈旋转度数。

④术者要高度重视，正确的手法绝对安全并可产生很好的效果。有时能立即解除少儿的痛苦，尤其得病初期多可一次治愈。但也必须清醒认识到，手法不当亦可发生意外。

⑤卧位操作较为安全，失稳型错位型及寰枢关节双侧旋转错位宜采用卧位操作，普通错位少儿可采用坐位操作。

（4）整理手法　在颈项部用手法操作以理顺筋络。主要采用拿法、点法刺激两侧风池穴，两侧颈椎夹脊穴及两侧肩井，最后顺势用指、掌从肩并向两侧分推。

2. 牵引复位法

（1）枕颌带牵引　对无骨折、单纯寰椎关节前脱位，急性期寰枢椎旋转脱位，寰椎横韧带部分损伤患儿。取中立位枕颌带牵引，牵引重量根据年龄而定，12 岁以上者为 2.5 ～ 3.0kg，8 ～ 12 岁为 1.5 ～ 2.0kg，8 岁以下为 0.5 ～ 1kg，最大重量不超过体重 1/10。一般 2 ～ 3 天可复位，维持牵引 2 周，并用头颈胸石膏外固定。

（2）头环牵引　对伴有齿状突骨折的寰枢椎前脱位患儿，行头环伸直位牵引，牵引重量同枕颌带牵引，复位后维持牵引 4 ～ 6 周，并用头颈胸石膏外固定。

3. 手术治疗 适应证：寰枢椎半脱位移位明显者；复位后仍不稳定者；顽固性或陈旧性脱位者；寰椎横韧带完全损伤者。

（二）保健调理

[调理原则]放松局部，缓解肌肉紧张。

[施术部位]枕骨后颈项连接处。

[基本手法]拿揉点按法、弹拨捏摇法。

[操作时间]每次 15～20 分钟；每周 2～3 次。

[手法操作]

1. 拿揉头颈夹肌 术者用拇指与其余四指拿揉颈项部两侧的头颈夹肌和斜方肌的上部，拿揉顺序从上到下，力量轻柔舒适，时间 2～3 分钟，并点按风池穴、枕骨下缘、颈夹脊、横突后结节各 1 分钟。

2. 拿斜方肌 术者用拇指与其余四指拿捏肩背两侧的斜方肌，拇指在后背，其余四指在前，拿捏时动作要轻快柔和，由内向外移动，力量要渗透到肌肉层，并点按肩井穴、秉风穴、缺盆穴各 1 分钟。

【辅助调理】

[中成药剂]根据"伤科三期"用药原则，在专科医师指导下辨证论治。早期可应用药物活血灵、三七接骨丸；中期应用筋骨痛消丸；后期应用补中益气丸等中药内服。

[西药治疗]头环牵引患儿，口服抗生素即可；手术患儿应在术前 30 分钟预防性应用抗生素，如青霉素、头孢菌素等静脉点滴，术后应用抗生素一般不超过 3 天。有脊髓神经症状者，可选用谷维素、维生素 B_1 等神经营养药物。

[康复调理]指导患儿进行四肢肌力及关节活动自主锻炼，解除外固定后可练习颈部屈伸旋转活动；锻炼应循序渐进，防止用力过度。

[敷贴疗法]适用于颈损伤初期肿胀疼痛患儿。可选用消肿散、双柏膏、定痛膏；亦可在医师指导下辨证施治使用中药敷贴剂。

[药包热敷]将选好的药物在砂锅内或锅内煮热，用布包裹，敷于患病部位或穴位。每次热敷时间不宜超过 30 分钟，每日 2 次。

[艾灸疗法]将艾条的一端点燃，对准应灸的腧穴或患处，距皮肤 2～3cm 实施灸法，使患儿局部有温热感而无灼痛为宜。每处灸 5～7 分钟，至皮肤红晕为度。

[刮痧疗法]刮痧部位涂抹适量刮痧油。由于肩部肌肉丰厚，用力宜重，从风池穴一直到肩井穴，应一次到位，中间不要停顿。然后刮颈后天柱穴至大椎穴，分别由两侧向大椎穴刮拭，用力要轻柔，不可用力过重，可用刮板棱角刮拭，以出痧为度。最后刮足部外侧昆仑穴，重刮，30 次，出痧为度。每周 1～2 次，10 次为一疗程。

[拔罐疗法]用抽气罐吸附于风池、大椎、大杼、肩井、天宗穴，留罐 10～15 分钟，隔日 1 次，10 次为一疗程。

【注意事项】

（一）避免诱发因素

少儿寰枢关节半脱位多有上呼吸道感染或咽喉部、颈部感染病史，需要先积极治疗，要注意保暖，预防和减少感冒的发生；尽量避免颈部外伤如小孩打闹、身后推打等危险因素；纠正小孩在日常生活、学习中形成的不良姿势；加强体育锻炼，提高身体素质。

（二）增强肌肉锻炼

家长和推拿调理师要指导少儿平时就应避免颈部过劳，每天抽出一段时间锻炼颈肩部肌肉，既缓解疲劳，又有利于颈椎稳定。如果学习感到劳累，可约 30 分钟做一次颈部自我锻炼操，轻轻地让头部向各个方向运动，如前后屈伸，左右旋转、侧屈，头部水平后缩等。

（三）注意牵引重量和牵引时间

低重量维持牵引，初始重量 0.5 ～ 1kg，8 ～ 12 岁多为 1.5 ～ 2.0kg，12 岁以上者一般为 2.5 ～ 3.0kg，最大重量不超过体重 1/10。牵引重量过大并不能迅速复位和缓解症状，相反会造成少儿不适等情况，影响疗效，增加一定危险。一般 2 ～ 3 天可复位，维持牵引 2 周，并用头颈胸石膏外固定。牵引 3 ～ 4 周，颈部受损韧带多已纤维连接，复位成功并经 X 线片证实后带颈托或头颈胸支架固定 3 ～ 4 周，多可彻底治愈。

第四节　落　枕

落枕是以颈项强直、酸胀疼痛、活动不利为表现的一种颈部常见的筋伤病症。因本病多发生于睡眠后，与睡枕及睡眠姿势有密切关系，又称"失枕"。此病可见于任何年龄。少儿由于形气未充，卫外不固，加之睡姿不良、衣被难覆，易为风寒邪气侵袭，故落枕病症亦不少见。其轻者 2 ～ 3 天可自愈，严重者可延至数天或数周不愈，影响少儿的学习和日常生活。本病一年四季均可发病，以冬春两季发病较高。少儿推拿手法可通经活络、行气止痛，是治疗落枕安全有效的疗法。

本病属中医学"项筋急"范畴。

【病因病机】

颈部的肌群包括胸锁乳突肌、颈阔肌、菱形肌、斜方肌、头夹肌、半棘肌、肩胛提肌、斜角肌等，主管头和颈肩部各种活动。这些肌肉在受到外力牵拉或损伤后导致肌群张力平衡失调，会导致颈部肌筋损伤性痉挛和疼痛。急性外伤或慢性损伤以及风寒湿邪侵袭等因素皆会导致颈部软组织损伤，造成颈部正常活动失灵。少儿落枕就是其中最为典型的病症。气血运行受阻、筋脉不通或受损是形成落枕的主要病机。常见因素有以下四点：

（一）不良姿势

少儿长时间看电子产品或写作业时，头部向一侧歪斜过久，致使局部肌筋拘急。

（二）不良习惯

少儿睡眠时枕头过高、过低、过硬或睡姿不良，头颈过度偏转，使颈部肌肉长时间受到牵拉，处于过度紧张状态而发生静力性损伤。

（三）外感风寒

少儿睡眠时露肩受风，风寒侵袭颈项部，寒性收引致经络不舒，颈部组织气血凝滞而痹阻不通，拘急疼痛。

（四）闪挫伤史

少儿嬉戏打闹时颈部被强力掀压，使局部气血运行受阻，筋脉受损所引起；或颈部突然向一侧挫闪使筋脉牵掣而成。

【临床表现与诊断】

（一）症状

落枕会有以下几种症状表现：颈部一侧酸痛、僵直、活动不利，或因风寒外袭会伴有恶寒、微发热、头痛等表证。

（二）体征

1. 检查时有局部压痛，压痛一般多在胸锁乳突肌、斜方肌、肩胛提肌处，并有肿胀、肌肉紧张僵硬感，可触及条索状物。

2. 为减轻颈项部疼痛，头向一侧歪斜；或局部疼痛拘急，颈项转侧困难，向健侧转动时会使疼痛加剧，为了减缓疼痛躯干会同时转动；疼痛常引及颈后、肩背，伴有胀痛，局部有轻微肿胀。严重时甚至向头后部及上肢扩散。

（三）病史

有慢性损伤史（持续伏案或不良姿势时间每天超过 2 小时）或不良习惯（长时间看电视或玩电子产品），感受风寒或睡姿不正时颈部酸痛、僵直、活动不利等症状加重。

（四）X 线检查

X 线摄片检查一般无明显改变，由于颈部肌肉痉挛，头颈部歪斜，X 线片可见颈椎侧弯，颈椎生理弧度改变为平直甚至反张。

【推拿调理】

本病的调理以推拿治疗为主。推拿治疗可很快缓解肌肉痉挛，消除疼痛，配合药物、理疗等方法，则疗效更佳。

［治疗原则］舒筋理气，解痉止痛。

［施术部位］颈肩部。

［基本手法］擦法、点按法、揉法、拿法。

［操作时间］每次 15 ～ 20 分钟；1 日或 2 日 1 次。

［手法操作］手法操作为常规手法。

1. 常规手法

（1）按摩点穴法　患儿端坐，医者站于患儿背后，缓慢转动头颈，在颈项部找到痛点或痛筋后，用拇指或小鱼际在患部做擦、按、揉等手法，使痉挛的肌肉得到缓解，减轻疼痛，再用拇指和食指点按风池、天柱、天宗、曲池、合谷等穴，每穴按压半分钟，以舒筋理气、解痉止痛，按压穴位时，可嘱患儿自行缓缓转动头部，使颈项部肌肉放松而转动幅度逐渐增大。

（2）端项旋转法　患儿坐在低凳上，嘱其尽量放松颈项部肌肉，医者一手托住患儿下颌，一手托住枕部，两手同时用力向上端提，此时患儿的躯干部重量起了反牵引的作用，在向上端提的同时，边提边摇晃头部，并将头部缓缓向左右、前后摆动与旋转 2 ～ 3 次，以活动颈椎小关节，最后用力向一侧做稳妥斜扳，随之即可听到有"咔哒"响声，患儿立感颈项部舒适。运用斜扳手法时，动作要轻柔，用力要适当，以免加重疼痛或加重损伤，此法常可收到较好效果。

（3）按揉颈椎、颈夹脊（第 1 ～ 7 颈椎段）、胸锁乳突肌、斜方肌、肩胛提肌，或提拿项部、胸锁乳突肌、斜方肌。

2. 头颈制动　一般无须固定，若疼痛剧烈者，应头颈部制动休息，必要时可佩戴围领 1 ～ 2 天，有利于局部损伤炎症的消退。

3. 功能锻炼　疼痛缓解后应进行头颈部前屈后伸和左右旋转活动锻炼，以舒筋活络，增强颈部肌肉力量。

【辅助调理】

［药物治疗］

（1）内服药　可对症选用疏风散寒、除湿止痛的方药，无汗者方用葛根汤加减，有汗者方用瓜蒌桂枝汤加减，湿邪偏甚者方用羌活胜湿汤加减；亦可用活血舒筋、行气止痛的方药，方用和营止痛汤或活血舒筋汤加减。

（2）外用药　可选用麝香止痛膏、复方南星止痛膏等外贴，或用红花油等外搽，可在局部配合热敷。

［其他疗法］

（1）针灸疗法　可选取落枕、外关、后溪、阿是穴为主，配绝骨、昆仑、风池、大椎等穴，用强刺激手法，留针 20 分钟。

（2）物理疗法　可选用电疗、磁疗、超声波等方法配合治疗。

【注意事项】

（一）枕头高低适宜

睡眠时枕头不宜过高、过低，且需软硬适宜。

（二）增强自我防护意识

要教导少儿在参与体育活动时，应注意头、颈、肩部的保护，防止因运动剧烈或碰撞发生损伤。环境变化也不容忽视，应避免长时间受空调或风扇等冷风刺激，防止受凉，加强颈肩部保暖。

（三）养成良好习惯

落枕后尽量保持头部于正常位置，以松弛颈部的肌肉，避免长时间处于一种固定体位，比如减少久坐伏案学习或写作业时间。

（四）增强功能锻炼

少儿应在家长和推拿调理师的指导下积极配合颈部的活动，每天抽出 15 ～ 30 分钟的时间锻炼颈肩部肌肉，缓缓地将头部向各个方向转动，如做颈部前屈、后仰、左右旋转等。

第五节　颈椎病

颈椎病是指颈椎椎间盘退行性改变及颈部周围组织受损，导致脊柱内外平衡失调的一种颈椎综合征。临床以颈项僵痛、眩晕恶心、头痛耳鸣、视力减退、肩背疼痛、上肢感觉异常、运动障碍以及心率增快或减慢等为主要表现。成人颈椎病依据病变部位和受压组织的不同分为颈型、神经根型、椎动脉型、交感神经型、脊髓型以及混合型等类型。多因颈椎间盘、椎体、椎间小关节等的退行性改变及颈椎急、慢性损伤，刺激压迫颈部血管、神经根和脊髓而导致。中医认为由于颈部感受风寒湿邪，过劳损伤，气血凝结，筋肌失荣，筋节拘挛而引起。颈椎病是中、老年人的常见病、多发病，近年来，颈椎病的发病呈明显低龄化趋势，有临床报道最低年龄仅为 6 岁。学龄期及以上少儿发病率成倍增加。据文献统计，青少年颈椎病的发病率达 10% 以上，年龄多在 12 ～ 16 岁。如不及时进行调理治疗，必然影响少儿的健康成长。由于儿童颈椎病多属于颈部肌肉的痉挛疲劳所致，而且少儿正处于生长发育的旺盛时期，早期干预调理有利于康复，推拿对调理整复少儿颈椎病有良好的疗效。

本病属中医学"项痹病""眩晕病"等范畴。

【病因病机】

颈椎的退行性病变及颈部相关组织受跌仆扭闪急性损伤、长期低头伏案等慢性劳损，刺激压迫颈部血管、神经根和脊髓。或风寒湿邪侵袭颈部和椎间盘导致气血运行不畅，筋肌失荣，气血凝结，筋节拘缠是颈椎病发生的主要病因病机。由于少儿"脏腑娇嫩，形气未充"，颈椎周围组织发育不完善，长期不正确的坐卧姿势及颈背部负重容易引发颈椎病。

少儿颈椎病的病因病机有如下特点：①长期颈部过屈或侧弯可导致颈椎曲度异常而产生颈肩痛，症状与曲度改变无平行关系；②颈部外伤引起颈椎曲度异常可成为成人颈椎病的潜在成因；③少年儿童椎旁软组织疏松、柔韧、间盘含水量高，故颈椎周围炎症易波及颈椎及韧带，而引起颈椎曲度异常，引起颈肩痛；④椎体发育畸形易产生颈肩痛。

造成少儿颈椎病发病率明显上升的原因主要有以下六个方面。

（一）不良习惯

少儿学业负担重，学习紧张，每天背负着沉重的书包。特别是初中和高中生，长时间伏案读书、写字或使用电脑，头颈固定在前屈位置，得不到及时休息调整，颈椎缺乏丰富血流营养，颈部肌肉舒缩功能逐渐减弱、肌力减退等，诱发颈椎问题。

（二）桌椅不当

少儿处于生长发育的重要阶段，经常使用高低搭配不当的桌椅，如桌面矮、坐椅高，容易造成颈椎劳损，危害很大。

（三）枕头不当

由于家长缺乏相关知识，误让少儿使用过高的枕头，也会使颈椎长期处于屈曲状态，颈后肌肉及韧带超负荷，引起劳损。

（四）环境温度

周围寒冷时不注意颈部保暖，亦可能诱发颈椎病。

（五）保护意识

少儿参与体育活动，如果运动过于剧烈，突然扭转颈或遭遇外界暴力，也容易导致颈椎损伤。

（六）心理因素

少儿对颈椎病心理上的不重视，或紧张、焦虑、恐惧等，也是诱发状加重的内在因素。

【临床表现与诊断】

（一）症状

以下症状至少出现3种：眩晕、头痛耳鸣、恶心、呕吐、颈项僵痛、神疲乏力、视力障碍、记忆力减退、注意力不集中等。

（二）体征

颈项部和肩部压痛阳性，臂丛神经牵拉试验阳性，椎间孔压缩试验阳性，颈椎椎体压痛，排列不整齐等阳性体征至少出现 2 种。

（三）病史

长时间伏案读书、写字、绘画、弹琴、用电脑、看电视，加上坐姿、睡姿不正确，学校桌椅高度比例与儿童生长不相配等。

（四）X 线检查

颈椎 X 线片检查多数无异常发现，部分生理曲度变直、反弓，棘突迹线偏歪，椎体间轻度滑移伴间隙变窄，后突角加大，偶见椎间盘钙化。必要时可进行断层照相，或脊髓、椎间盘、椎动脉造影等。

（五）其他检查

脑血流图或经颅多普勒彩超检查（TCD）提示椎动脉供血不足。

由于少儿颈椎病的发病特点为非退变性，应重点结合临床和影像学进行诊断。

（六）专科检查

患儿以坐势为宜，应注意以下几个方面。

1. 检查颈项活动幅度是否正常。术者立于患儿背后，一手放置于患儿肩部，另手扶其头部，将头颈部前屈、后伸、侧弯及旋转活动。注意其活动在何角度出现肢体放射痛，或沿何神经分布区放射。并注意其他症状的出现，有助于确定颈椎病的类型。

2. 触诊时术者立于患儿后方，一手扶其头部。另手拇指由上而下逐个触摸颈椎棘突，可发现：①患椎棘突偏离脊柱中心轴线；②患椎后方项韧带剥离、钝厚、压痛或有索条状硬物；③多数患儿向棘突偏歪侧转头受限或有僵硬感；④患椎平面棘突旁开一横指处可有压痛，并沿一定的神经分布区放射至伤侧上肢。

3. 注意伤侧肢体有无发凉、肌萎缩与肌力、肌张力等情况。

4. 颈椎病常规检查对神经根型和椎动脉型颈椎病的诊断具有临床意义。

（1）椎间孔挤压试验（Spurling's 征）　患儿取坐位，头部侧屈后伸，靠于术者的胸部。术者站于患儿后方，双手用力向下按压患儿头顶。如引起颈部疼痛并向上肢放射即为 Spurling's 征阳性，提示神经根受压。

（2）叩顶试验　患儿取坐位，术者左手掌面放在患儿头顶，右手半握拳，以小鱼际肌部叩击左手。如引起颈痛并有上肢窜痛和麻木感，为叩顶试验阳性，提示颈部神经根受压。

（3）臂丛神经牵拉试验（Eaton's 征）　患儿取坐位，头向健侧偏，术者一手抵患侧头侧，一手握患腕，向相反方向牵拉。如患肢有疼痛或麻木感即为 Eaton's 征阳性，提示颈部神经根受压。Eaton's 征阳性常见于颈椎病（神经根型）患儿。

5. 神经协同检查　应注意颈神经分布区的痛觉、触觉、温度觉有无改变，肱二头肌、三头肌腱反射有否减弱或消失，并注意下肢腱反射情况及有无病理反射。出现腱反射减弱、消失或出现病理性反射说明相关神经根压迫或有脊髓压迫，需进一步行影像学检查。

诊断必须结合临床症状、体征和影像学检查等综合判断。当临床表现与影像学检查符合时，颈椎病的诊断成立；有典型临床表现而影像学所见正常，应在排除其他疾病的情况下，方可诊断为颈椎病；对无颈椎病临床表现或影像学上不明显时不要轻易诊断为颈椎病。

根据病史、临床表现、X 线片的提示和其他项目检查结果，进行分析研究，一般不难做出诊断。

【推拿调理】

本病的调理以推拿治疗为主，辅以保健调理。

（一）推拿治疗

少儿颈椎病的推拿治疗主要是舒筋活络、埋筋整复，手法技巧要得当，切忌粗暴操作。

［治疗原则］活血祛瘀，舒筋通络，解痉止痛，剥离粘连，整复错缝，恢复颈椎的平衡。

［施术部位］颈肩部及受累肢体。

［基本手法］按揉法、弹拨法、理筋法、拔伸法、屈伸旋转法、牵引旋转法、牵抖法、推擦法、拍法。

［操作时间］每次 15～20 分钟；1 日或 2 日 1 次。

［手法操作］手法操作分常规手法和复位手法。

1. 常规手法　常规手法操作的目的是放松局部肌肉、韧带的紧张状态，为复位手法操作打下基础，由三部分组成：一是松解，二是止痛，三是整理。

（1）松解

①按揉法　患儿取坐位，术者用拇指指腹按揉患儿颈项两旁的软组织，由上而下操作 5 分钟左右。

②循经法　患儿取坐位，术者用拇指指腹与食指指腹对称用力拿提患儿颈项两旁的软组织，从风池穴起至颈根部，由上而下操作 5 分钟；再用一指禅推法自风府穴沿督脉推至大椎穴，自风池穴沿脊椎两侧华佗夹脊推至颈根部，时间 3～5 分钟。

③放松法　患儿取坐位，术者用单手或双手捏拿患儿颈后两侧及肩部的肌肉，反复 3～5 次；随后用揉法放松患儿的颈肩部、上背及上肢的肌肉 5 分钟左右。功能舒筋通络，使颈肩部痉挛的肌肉得以放松。

（2）止痛

①点穴法　患儿取坐位，术者用拇指点按患儿风池、风府、肩井、天宗、曲池、手三里、合谷等穴，以酸胀为度，进一步缓解肌肉痉挛，通经络行气血，使颈肩部上肢僵硬痉挛的肌肉逐渐趋于柔软和富于弹性。

②按摩法　患儿取坐位，头颈前屈，将颈部充分显露（体虚者可取卧位）。术者立其后方，先用双手大鱼际部推抚颈肩部数遍。继之，拇指沿督脉的风府、哑门到大椎穴一段

的酸胀点反复点揉；拇、食、中三指或双手拇指，沿膀胱经的大杼穴至天柱穴一段的酸痛区或结索状硬物上点揉、弹拨（轻快柔和）数遍；拇指揉压小肠经的肩中俞、肩外俞、天宗等穴。

（3）整理

①拔伸理筋法　术者双手托抱患儿头部向前上方拔伸，在轻度牵引下先向健侧、后向伤侧旋转至最大限度，再转回中立位，将头颈前屈后伸数次；继之，用一手扶患儿颞顶部，另一手托扶下颌，前臂压肩峰部，做相反方向的分离动作（以牵拉颈侧部肌肉）左右各1次；双拇指相对用力，由上而下的推挤颈夹肌3～5遍，施理筋手法数遍。

②疏经通滞法　术者拇指压伤侧天鼎、缺盆，中指弹腋部大筋；小鱼际或掌指关节搓上肢症状区数遍，拇指拨手三里，中指拨手三里尺侧对应位置，双手握伤肢手腕部牵引、抖动数次；拇、食指捏肩井，多指拿肩部，结束。

2. 复位手法

（1）端提运摇法　如有椎动脉卡压者应慎用此法。术者双手置于颈项部，缓缓用劲向上提拉，并慢慢用力使头部向左右两侧旋转各30^～40^，重复8～12次，使椎间隙增宽，以扩大椎间孔。

（2）双手端项旋转法　如有椎动脉卡压者应慎用此法。嘱患儿自然放松颈部肌肉。术者一手持续托起下颌，一手夹后枕部，使颈略前屈，下颌内收。双手同时用力向上提拉，并缓慢地左右旋转头部5～10次，以活动颈椎小关节。最后用力将下颌向一侧做稳妥斜扳，即可听到清脆之响声，患儿感觉颈项舒适。特别强调此手法要轻快而稳妥，且不可突发暴力，否则会导致医源性损伤的不良后果。本法功能滑利关节，整复错缝，拉开椎间隙，纠正后关节错缝，增加颈椎的活动功能，从而缓解和消除临床症状。

（3）拍打叩击法　此法为结束手法。术者分别在项背部及肩胛部用手掌或双手握拳进行拍打叩击，反复3～5次，使组织舒展和缓解。

（二）保健调理

颈肩部是连接头部与躯干的枢纽，在日常生活中，人们习惯于低头伏案工作、学习，站立行走时又要保持头部的中立，因此，颈肩部是极易引起劳损的部位。

颈肩部的保健推拿，有助于缓解颈肩部的疲劳，预防和治疗颈肩部的劳损以及各种疾病。颈肩部保健推拿的作用是放松局部的肌肉，改善血供，缓解肌肉的紧张痉挛，松解粘连等，主要适用于斜方肌、头颈夹肌、肩胛提肌、菱形肌等。

［调理原则］缓解紧张，解除痉挛，松解粘连。

［施术部位］颈肩部。

［基本手法］拿揉法、拿捏法、点按法、摇法、弹拨法。

［操作时间］每次15～20分钟；每周2～3次。

［手法操作］

1. 拿揉头颈夹肌　术者用拇指与其余四指拿揉颈项部两侧的头颈夹肌和斜方肌的上部，拿揉顺序从上到下，力量轻柔舒适，时间2～3分钟，并点按风池、玉枕穴各1分钟。

2. 拿斜方肌　术者用拇指与其余四指拿捏肩背两侧的斜方肌，拇指在后背，其余四指在前，拿捏时动作要轻快柔和，由内向外移动，力量要渗透到肌肉层，并点按肩井、秉风、缺盆、风市、肺俞穴各 30 秒钟。

3. 托头摇颈　患儿取坐位，术者用双手托住头部，拇指在后托住后枕部，其余四指在前托住下颌，两前臂压住患儿两肩，两手向上托住头部并做前屈后仰动作，以达到牵伸和活动颈项的作用，反复数次。如有椎动脉卡压者应慎用此法。

4. 点揉天宗、肩贞穴　术者以两手拇指分别点揉、弹拨两侧天宗、肩贞穴各 1 分钟。点揉天宗时，做环形指揉，用力柔和渗透；点揉肩贞时，一手托住患儿肘部，并将患肩置于外展内收位，用另一手拇指点揉并弹拨该穴，患儿会出现较明显的酸胀感。

以上手法是颈肩部保健推拿的基本手法。可根据具体情况选择用力的大小和时间的长短，以期达到满意的效果。

【辅助调理】

［药物治疗］中药可散风祛湿、活血化瘀、舒筋止痛，常用成药有木瓜丸、豨桐丸、舒筋活血片等。常用方剂有四物止痛汤、独活寄生汤、伸筋活血汤等。维生素 B_1、维生素 B_{12}、叶酸等药物有助于变性神经的恢复。

［敷贴疗法］适用于颈损伤初期肿胀疼痛患儿。可选用消肿散、双柏膏、定痛膏；亦可在医师指导下辨证施治使用中药敷贴剂。

［药包热敷］将选好的药物在砂锅内煮热，用布包裹，敷于患病部位或穴位。每次热敷时间不宜超过 30 分钟，每日 2 次。

［艾灸疗法］将艾条的一端点燃，对准应灸的腧穴或患处，距皮肤 2～3cm 实施灸法，使患儿局部有温热感而无灼痛为宜。每处灸 5～7 分钟，至皮肤红晕为度。

［刮痧疗法］刮痧部位涂抹适量刮痧油。由于肩部肌肉丰富，用力宜重，从风池穴一直到肩井穴，应一次到位，中间不要停顿。然后刮颈后天柱穴至大椎穴，分别由两侧向大椎穴刮拭，用力要轻柔，不可用力过重，可用刮板棱角刮拭，以出痧为度。最后刮足部外侧昆仑穴，重刮，30 次，出痧为度。每周 1～2 次，10 次为一疗程。

［拔罐疗法］用闪火法将罐吸附于大椎、大杼、肩井、肩髎、天宗、膈俞、肝俞，亦可用抽气罐吸附于上述穴位，留罐 10～15 分钟，隔日 1 次。10 次为 1 疗程。

【注意事项】

（一）避免诱发因素

学习时合理调整桌面与凳子的高度。科学使用电脑，键盘宜低不宜高；鼠标宜近不宜远，宜低不宜高；显示屏宜正不宜偏，宜仰不宜直。操作电脑要保持头部不过分前倾、脊椎正直、不歪头，使背部轻微地弯曲。防止腰椎过度向后弯曲，避免长时间处于一种固定体位。

（二）减轻背部压力

背包重量最好别超过体重的 10%，最重的东西放在外层。宜选择双肩带，并且随身高增长调整肩带长度。书包底部不应低于腰围（第 3、4 腰椎）以下 6cm。

（三）枕头高低适宜

睡眠应以仰卧为主，侧卧为辅，要左右交替。枕头高度应结合个体体型，软硬要适宜；仰卧时，以项后部垫实，头略后仰为宜；枕头两端应比中部略高，以保持不论是仰卧还是侧卧时颈项的正常生理曲度。总之，枕头高度以睡醒后颈部无任何不适为宜。

（四）注意自我防护

要教育少儿在参与体育活动时，应注意头、颈、肩部的保护，防止因运动剧烈或碰撞发生损伤。环境变化也不容忽视，应避免长时间受空调或风扇等冷风刺激，防止受凉，加强颈肩部保暖。

（五）增强肌肉锻炼

家长和推拿调理师要指导少儿平时就应避免颈部过劳，每天抽出一段时间锻炼颈肩部肌肉，既缓解疲劳，又有利于颈椎稳定。如果学习感到劳累，可约 30 分钟做　次颈部自我锻炼操，轻轻地让头部向各个方向运动，如前后屈伸，左右旋转、侧屈，头部水平后缩等。

（六）预后

对于成人颈椎病而言，一般预后并不乐观，需要长期的功能训练和治疗。由于引发儿童颈椎病的主要因素是颈部肌肉的痉挛疲劳，因此只要早期诊断，及时进行推拿等调理治疗，并指导患儿采取正确的坐、睡姿，配合功能康复训练，一般预后良好。

第六节　颈、背部筋肉损伤

颈、背部筋肉损伤是指遭受突然或持久外力击打引起的颈、背部肌肉、韧带等软组织损伤，临床以颈背部筋肉痿软、僵硬、麻木、疼痛、功能障碍为主要表现的一组筋伤病症。由于少儿形气未充、筋骨未壮，长期保持一个姿势或遭受突然外力击打，导致少儿颈、背部的筋肉损伤，是影响少儿生长发育、学习、生活的常见病症。少儿推拿具有活血化瘀、疏通经络、理筋止痛、恢复功能、促进发育的作用，是治疗少儿颈、背部筋肉损伤的最佳方法。

本病属中医学的"筋伤""痹症"范畴。

【病因病机】

少儿的生理发育特点是稚阴稚阳，生机蓬勃，发育迅速，肌肉筋骨全而未壮，是成长塑形的关键时期。任何超过筋肉本身耐受力的因素，如遭受外力袭击，或持久外力超过肌肉本身的应力时，便可伤及筋肉，可引起颈、背部筋肉损伤。主要病因有先天禀赋不足，后天养育护理不当、长期不良的负重姿势、风寒湿邪侵袭、感染或外伤等因素。发病机理早期由于皮下组织、肌肉、筋膜、韧带损伤，局部脉道瘀堵，气滞血瘀。后期则可出现筋脉挛缩，肌肉僵硬或痿软。人体是由脏腑、经络、皮肉、筋骨、气血、津液等共同组成的一个整体。筋伤可导致脏腑、经络、气血的功能紊乱，除出现局部的症状之外，常可引起一系列的全身反应。

【临床表现与诊断】

（一）胸锁乳突肌损伤

1. 病史　有睡眠头颈姿势不良习惯，颈肩裸露着凉或头颈部外力损伤的经历。

2. 症状　熟睡或头颈部受凉、扭伤数小时后，感觉颈部酸痛不适，头颈旋转困难，活动受限，可有肩背部酸沉疼痛。伴有颜面部不适，头闷头痛。

3. 检查　胸锁乳突肌损伤局部紧张肿胀、压痛明显，头颈扭转活动受限，且症状加重。发生痉挛、变硬时，常在该肌中上部可触及块状或条索状物。

4. 彩色 B 超检查　可见损伤侧胸锁乳突肌纹理改变、增厚，可触及条索样改变或肿块。

（二）斜方肌损伤

1. 病史　有肩扛重物、颈部过度侧屈、颈肩部受风着凉史。

2. 症状　颈、肩部酸痛，疼痛可向伤侧上肢桡侧放散，耸肩、低头及颈部侧屈、旋转等活动受限；甚者可有头晕、失眠、耳鸣、眼花、心烦等。

3. 检查　颈、肩部肌肉僵硬，斜方肌上部肌纤维变硬，颈根部及肩胛冈上缘可触及块状或条索状硬物，且有明显压痛。

4. 斜方肌收缩试验　患儿上肢外展 90°，水平内收 30°，内旋使掌心向外，大拇指朝下，术者将双手分别放在患儿前臂向下施力，患儿抗阻，若产生麻木或放射性疼痛为阳性反应。

（三）提肩胛肌损伤

1. 病史　经常有低头动作，该肌长期处于被牵伸、颈部过度前屈或上臂过度后伸而致伤。

2. 症状　肩背部酸痛，颈部活动受限，肩胛骨活动及低头时疼痛加重。急性期伴有肿胀拒按，睡眠时翻身困难。病久者可有头痛、头晕、心烦等。

3. 检查　肩背部肌肉僵硬，可在肩胛骨上角、斜方肌深部及 2～4 颈椎横突部触及硬性结节或条索状物，压痛明显并向枕部及上肢枕侧放散。

4. 提肩胛肌收缩试验　患儿头屈向患侧，面部转向同侧，同时抬肩，术者以双手扳头以抵抗头的侧屈。此时在胸锁乳突肌和斜方肌之间看到提肩胛肌收缩，若产生麻木或放射性疼痛为阳性反应。

（四）前斜角肌损伤

1. 病史　多因搬抬重物，或头颈后伸、侧屈位猛力扭转而致伤。

2. 症状　颈肩臂部疼痛无力，伤侧上肢上举时，疼痛减轻。严重病例或病程久者，疼痛可向耳后及上肢扩散，手部小鱼际部肌肉萎缩，感觉异常，伤侧上肢发凉、肿胀等神经、血管症状。手的握力降低，或持物功能丧失。

3. 检查 可在锁骨上窝处触及该肌钝厚、变硬、压痛并向上肢放散。亦有在5、6颈椎横突处压痛并向耳后放散的病例。

4. 臂丛神经牵拉试验 患儿取坐位，术者一手抵住患侧头部，另一手握住患儿手腕，在内旋患儿上肢的状态下向相反方向牵拉，若产生麻木或放射性疼痛为阳性反应。臂丛神经从斜角肌三角通过，前斜角肌损伤时此试验呈阳性反应。

（五）夹肌损伤

1. 病史 导致颈部肌肉损伤的任何病因都可引起夹肌的损伤，此外由于该肌在第6颈椎棘突旁与菱形肌、上后锯肌纤维交叉，故5、6颈椎棘突旁的夹肌筋膜常受两肌剪性应力作用引起急、慢性损伤，以慢性损伤多见。

2. 症状 轻度损伤仅感颈后部酸胀、疼痛，活动轻度受限，可因受累或风寒湿侵袭而加重，重者疼痛可向上肢、枕部、肩背部扩散，并可伴有自主神经障碍。

3. 检查 可触及该肌痉挛、变硬，在乳突后斜方肌外侧和4、5、6颈椎棘突旁斜方肌深部有明显压痛，并可向上肢、肩背及颈前部扩散。

4. 压痛点 头夹肌损伤，耳后高骨下有明显压痛点。颈夹肌损伤颈角部有明显压痛点。

【**推拿调理**】

本病的推拿调理，以推拿治疗为主。

颈背部肌肉是一组结构上相互交错、功能上相互影响、病因上相互类同、病理上相互类似的筋脉肌群。在调理大法上既有其共同的特点，又有各自的特征。

［治疗原则］活血散结，舒筋通络，温经止痛，调理筋肉。

［基础治疗］

治疗范围：从枕外隆凸下的风府穴水平起，至两侧肩胛骨下角连线水平止。

1. 拿揉法 拿揉颈部，一手操作，另一手扶住头部。手腕放松，虎口紧贴颈部皮肤肌肉，从上到下慢慢移动。拿揉肩部时，可用三指或五指拿法。力量由轻到重，慢慢向下渗透。发现硬结的部位重点拿揉。

2. 㨰法 小鱼际㨰法，范围包括颈→肩→上背部，至肩胛下角以上的区域。

3. 推、拨法 推、拨颈部后正中线、两侧大筋及胸锁乳突肌，肩部、背部华佗夹脊穴及两侧膀胱经。发现硬结的部位重点推、拨。

（一）胸锁乳突肌损伤

1. 推揉弹理舒筋法 患儿正坐或抱坐，术者立其后方，用一手大鱼际部推揉该肌数遍；用中指和无名指扣住胸锁乳突肌前缘向后弹拨（轻揉）数10次；而后，用拇指指腹顺该肌纤维方向施理筋手法数遍。

2. 托扶枕颌摇摆法 患儿正坐或抱坐，术者立于伤侧，一手掌心托住下颌部，另一手按扶伤侧枕顶部，缓缓摇动头部，感觉患儿颈部筋肉确已放松（摆动时无阻力），可加大向伤侧摇转幅度。手法操作时，患儿头颈微前倾，以防止压伤椎动脉。寰枢关节有病变者，禁用本手法施术。

3. 按揉腧穴镇痛法　按揉风池、风门、扶突、落枕穴，拿肩井，肩部结束。

（二）斜方肌损伤

1. 捏提斜方肌法　患儿正坐或抱坐，术者双手拇指与食、中、无名指相对呈钳形，将颈肩部斜方肌肌腹捏拿提起，并向外上方旋转提捏数 10 次。

2. 侧扳揉拿颈部法　患儿正坐或抱坐，头颈微前屈。术者立其侧前方，一手握拿伤侧上臂近端，另手按于头顶部，左、右摇摆数次（充分侧屈），并顺势将头推向健侧。多闻"咔嗒"响声，头位已正。继而在颈肩部施小鱼际揉法和多指捏拿法数 10 遍，放松筋肉结束。

3. 分推肩胛骨

4. 按揉腧穴镇痛法　按揉伤侧风池、肩井、天宗、缺盆穴各 1 分钟。

（三）提肩胛肌损伤

1. 弹拨理筋舒顺法　患儿正坐或抱坐，术者一手拇指在肩胛骨上角 1 ～ 2cm 处，或与 2 ～ 4 颈椎横突部与该肌纤维垂直方向左右弹拨数 10 次，然后用一手拇指按压肩胛骨上角处，另手拇指顺该肌纤维方向向内上，或从 2 ～ 4 颈椎横突处向下推理该筋肉数遍。

2. 侧扳颈部法　操作方法同前。

3. 按揉腧穴镇痛法　按揉伤侧风池、风门、肩外俞、天宗穴各 1 分钟；捏拿肩井穴及肩部。

（四）前斜角肌损伤

1. 推拨理筋舒顺法　患儿正坐或抱坐，术者立其背后，用一手扶其头部，另手食、中指插入胸锁乳突肌后缘推拨斜角肌起始部数 10 次，然后以食、中指指腹在锁骨上窝，沿该肌纤维方向施理筋手法数遍。

2. 托扶枕颌摇摆法　操作方法同前。

3. 揉拨伤肢疏通法　患儿正坐或抱坐，术者立于伤侧前方，先用拇指压天鼎，中指弹腋下大筋、小海、手三里穴；然后以双手揉搓、拍打、牵抖、疏通伤肢。

4. 按揉腧穴镇痛法　按揉伤侧扶突、颈肩交接处压痛点，各 1 ～ 3 分钟；拿肩井穴及肩部。

（五）夹肌损伤

1. 揉捏推挤理筋法　患儿正坐或抱坐，充分暴露颈部，术者立其后方，用一手扶其头部并配合颈部屈伸及旋转活动，另一手多指自上而下揉捏该肌数遍；然后，用双手拇指自下而上向棘突中线推挤夹肌数遍，双拇指随头颈伸屈向上推理该肌纤维 5 ～ 7 遍。

2. 托扶枕颌摇摆法　操作方法同上，但摆动方向相反。

3. 按揉腧穴镇痛法　用拇指按揉风池、压痛点、肩中俞、天宗、肩井等穴,捏拿肩部。

【辅助调理】

[冷敷疗法]急性损伤局部红肿热痛、功能障碍,可局部冷敷,涂抹红花油、云南白药等消肿止痛。

[热敷疗法]慢性损伤局部筋肉挛缩、脉络瘀滞,可局部热敷,口服复方丹参片、大活络丹、小活络丹,或碾碎用药酒调和局部涂抹。也可局部蜡疗。

[针灸拔罐]选择风池、风府、颈百劳、大椎、肩井、天柱、肩中俞、肩外俞、天宗等穴位实施针刺、艾灸、拔罐等疗法。

【注意事项】

（一）避免诱发因素

1. 科学育儿,正确养护。顺应婴幼儿生理特点,适时添加辅食,纠正挑食偏食,保障生长发育所需营养物质的供给。婴幼儿应注意睡姿,不可使头颈部过度屈曲或长时间偏向一侧,以保证血脉通畅,筋肉正常发育。较大的幼儿则应避免长时间不正确姿势,如低头看书、写字、玩手机等电子产品。

2. 婴幼儿勤沐浴阳光。慎避风寒、潮湿、疾病及外伤损伤。

（二）提高防护意识

1. 教育和指导少儿平素注意颈肩背部保暖,避免长时间受空调、风扇等冷风刺激。在参与体育活动时,应注意对头、颈、肩部的保护,防止因运动剧烈或碰撞发生损伤。

2. 学龄期儿童要注意劳逸结合,避免头颈背部过度受累,课间时间适度活动头颈肩背部,既可缓解疲劳,又能锻炼颈肩部肌肉。

3. 减轻颈背部负担,负重重量不可超过体重的10%。

（三）明确手法禁忌

儿童颈背部筋肉损伤的手法调理,一定要明确诊断,对有寰枢关节病变、脊髓病变或伴有骨折者,禁用扳法及摇摆类手法,以免引起新的损伤。

（四）增强保健观念

儿童时期,脏腑娇嫩,发育迅速,脏气清灵,随拨随应。除增加营养保障外,应顺应儿童发育特点,适时进行推拿保健调理,可促进生长发育,有助于强身健体。

附　颞颌关节脱位

颞颌关节脱位是由于张口过大，超过正常生理范围或下颌受外力撞击而导致下颌骨髁状突滑落到颞下颌窝前方的一种筋骨异常病症。临床表现为口呈半张僵硬状态，不能闭合，亦不能再张大，语言不清晰，不能咀嚼，吞咽困难，流涎不止。少儿因肌肉、韧带发育不完善，稳固性较差，常在过度打哈欠、大笑，咬嚼较大较硬物时造成髁状突滑到颞下颌窝的前方，导致颞颌关节脱位。少儿推拿可直接作用于脱位的颞颌关节，使其恢复到正常位置，对治疗颞颌关节脱位有立竿见影的效果。

【解剖生理】

（一）颞颌关节

颞颌关节由下颌骨的一对髁状突（又称下颌小头）和颅底的一对颞骨下颌窝构成。关节囊的前壁薄，后壁厚。外侧有加强关节囊的颞下颌韧带，关节囊内有软骨盘，其边缘与关节囊相连接。由于该关节前方结构较弱，又无韧带加强，在强力张口时容易使下颌骨的髁状突向前方移位。左右两侧的颞下颌关节都是由同一下颌骨的两个髁状突组成。因此，无论是张口、闭口、前伸、后缩或侧方运动，两侧关节必然是同时活动。

（二）韧带

颞颌关节韧带浅层起于颧弓，向下、后呈扇形，集中止于髁突颈部的外侧和后缘。深层起于关节结节，水平向后止于髁突外侧和关节盘外侧。左右一对可防止颞颌关节向侧方脱位，只允许髁突向前滑动，限制过度向下、后运动，预防颞颌关节脱位，具有保护颞颌关节的作用。

（三）肌肉

咬肌是咀嚼肌之一，起自颧弓的下缘和内面，止于咬肌粗隆和下颌支的外面。咬肌与颞肌、翼内肌收缩可上提下颌骨（闭口）。它受下颌神经的咬肌神经支配，在颞颌关节运动时有重要意义。

颞肌起自颞窝，止于下颌骨冠突。肌束如扇形向下汇聚，通过颧弓的深面，作用是使下颌骨上提，后部肌束将下颌骨拉向后方。

（四）少儿颞颌关节的特点

颞颌关节是人体中最复杂、活动量最多的关节之一。由于少儿颞颌关节组织发育不完善，牢固性和稳定性较差，周围的肌肉收缩力和耐受力不强。关节囊的前壁薄，后壁厚。关节前方结构较弱，又无韧带加强，如张口过大时，容易使下颌骨的髁状突向前方移位造成颞颌关节脱位。

【病因病机】

由于少儿脏腑娇嫩，生机蓬勃，发育迅速，肌肉筋骨全而未壮，颞颌关节的关节囊和韧带发育不成熟，颞颌关节稳定性差。故常在咬嚼较大、较硬物时，致髁状突滑到颞下颌窝的前方，造成颞颌关节脱位。又因左右两侧的颞下颌关节都是由同一下颌骨的两个髁状突参加组成的联合关节，故颞颌关节脱位时一般均系两侧同时发生。

颞颌关节的关节囊与韧带松弛，稳定性变差。故常在打哈欠、大笑、咬嚼较大硬物或呕吐时，翼状肌强烈收缩、牵拉，使口裂开大超过正常生理范围，髁状突滑到颞下颌窝的前方所致。亦可因张口时下颌部受外力撞击而产生颞颌关节脱位。

【临床表现与诊断】

（一）症状

1. 双侧脱位　表现为下颌下垂、前凸，半张口，口不能闭合，亦不能再张大，呈僵硬状态。下齿列凸于上齿列之前方，语言不清晰，不能咀嚼，吞咽困难，流涎不止。

2. 单侧脱位　表现为口半开较双侧脱位者小，嘴角歪斜。

3. 疼痛和压痛　无论是双侧或单侧脱位，病变局部均可出现疼痛和压痛，但无明显肿胀。

（二）体征

1. 双侧脱位　咬肌痉挛、凸起，面颊呈扁平状，耳屏前方可触及一明显的空虚凹陷，其前方可摸到一凸起的髁状突（下颌小头）。

2. 单侧脱位　下颌偏向健侧，伤侧耳屏前方仍可触及一空虚的凹陷，颞下颌窝前方可摸到移位的髁状突。

（三）病史

有下颌部受外力撞击史或颞颌关节脱位史。

（四）X线检查

双侧脱位X线片显示为双侧髁状突滑到颞下颌窝的前方。单侧脱位X线片显示为下颌偏向健侧，患侧髁状突滑到颞下颌窝的前方。

根据病史、症状、体征，临床一般不难做出诊断。

【推拿调理】

本病的调理以推拿治疗为主。

颞颌关节脱位严重的影响少儿的生活、学习和身体发育。推拿治疗的手段主要包括局部肌肉松解和手法复位两个方面。

［治疗原则］解痉止痛，舒筋通络，活血化瘀，整复脱位。

［施术部位］双侧颞颌关节。

［基本手法］按揉法、理筋法、复位法。

［操作时间］每次15～20分钟；1日或2日1次。

［手法操作］手法操作分常规手法和复位手法。

1. 常规手法 常规手法操作的目的是放松局部肌肉、韧带的紧张状态，为复位手法操作打下基础，一般由两部分组成：一是松解，二是止痛。

（1）松解

①按抹法 患儿取坐位，术者立于对面，用拇指指腹按揉颞颌关节及其周围的软组织，操作5分钟左右。

②循经法 患儿取坐位，术者用拇指指腹自下关穴沿胃经路线向下推10遍左右，以局部透热为度。

（2）止痛 患儿取坐位，术者用拇指按揉患儿两侧的合谷、曲池、翳风、风池、风府、肩井、颊车、下关、耳门、听宫、听会等各1分钟。按压翼状肌、咬肌、颞肌的敏感点，缓解肌肉痉挛，通经络行气血，使颞颌关节周围的软组织趋于柔软和富有弹性，以达到麻醉止痛之目的而后再施复位手法。

2. 复位手法

（1）按压推送复位法（口腔内复位） 患儿取低坐位，头靠墙壁，头后部垫枕，颈部略前屈。术者立于患儿对面，双手拇指缠消毒纱布伸入口腔，分别放于两侧后一个磨牙上，两食指按于下颌角后上方，余指置于下颌体。此时，双拇指缓缓用力向下按压，使口尽量张大，当感到脱位之下颌关节松动时，其余各指将下颌骨向后方推送，髁状突即可复位。拇指迅速滑向臼齿颊侧（以防止咬伤手指），随即退出口腔。

（2）按压推拉复位法（口腔外复位） 患儿坐位同上。术者立于患儿对面，双手拇指分别放于两侧下关穴处，缓缓用力按压，余指扶持下颌角，待筋肉紧张解除后，双拇指同时向后推两侧髁状突，余指向前拉两侧下颌角，并嘱病人缩舌、闭口，此时多闻及颞颌关节的复位响声。

【辅助调理】

［中药治疗］八珍汤。八珍汤组成：熟地黄30g，党参9g，炒白术9g，茯苓9g，当归9g，白芍9g，川芎5g，炙甘草3g，水煎内服，每日1剂，连服3～5剂。

［敷贴疗法］在医师指导下辨证施治使用中药消肿散、双柏膏、定痛膏贴敷。

［药包热敷］将选好的药物在砂锅内煮热，用布包裹，敷于患病部位或穴位，如翳风、下关、听宫、颊车、风池、合谷。每次热敷时间不宜超过30分钟，每日2次。

［艾灸疗法］将艾条的一端点燃，对准应灸的腧穴或患处，如翳风、下关、听宫、颊车、风池、合谷。在距皮肤2～3cm实施灸法，使患儿局部有温热感而无灼痛为宜，每处灸5～7分钟，至皮肤红晕为度。

［拔罐疗法］用闪火法（将点燃的酒精棉球，伸到罐内烧一下，抽出棉球，很快罩扣于患处皮肤上）将罐吸附于翳风、下关、听宫、颊车、风池、合谷。亦可用抽气罐吸附于

上述穴位，留罐 10 ～ 15 分钟，隔日 1 次，10 次为一疗程。

【注意事项】

（一）避免诱发因素

嘱患儿避免寒冷刺激及过度疲劳，纠正不良的咀嚼习惯。

（二）复位后注意事项

1. 应嘱患儿在 1 小时内勿大声说话，3 日内勿用力张口，并禁食生冷和较硬的食物。

2. 一般不需固定和药物治疗。严重或反复脱位的病例，手法整复后用小四头带托住下颌部，四个带分别在头顶部打结，固定于闭口位 3 日。

3. 治疗中的常规推拿手法每日 1 次，1 次 15 分钟，推拿完毕后配合颞颌关节局部热敷 10 分钟。

（三）转诊适应证

对严重脱位或反复脱位患儿，X 线片显示颞颌关节有骨性改变者，应转口腔科治疗。

第六章　胸部筋骨异常推拿调理

第一节　解剖生理

胸部上接颈部，下连腹部，由胸椎、胸骨、肋骨构成支架，即胸廓。胸廓内衬以胸膜，胸廓外以连接上肢的肌肉和背部固有肌、血管、神经等组成，共同构成胸壁。胸廓起着支持、保护作用，并且参与呼吸运动。

一、胸椎

（一）椎体

胸椎位于脊柱胸段，共12个。从上向下，椎体逐渐增大，这与负重有关。胸椎参与支持肋和构成胸廓的作用。

（二）胸椎小关节

胸椎小关节是胸椎后关节、肋椎关节的总称。

1. 胸椎后关节　胸椎上关节突的关节面朝后而偏外上，下关节突的关节面朝前而偏内下，相邻胸椎的关节面组成胸椎后关节，又称为关节突关节。由于胸椎后关节突关节面近似冠状位，两侧有肋骨支撑，胸椎的稳定性相对于颈椎和腰椎为强，不易发生脱位。

2. 肋椎关节　每个肋椎关节包括肋骨小头关节和肋横突关节。

（1）肋骨小头关节　由肋骨小关节面与胸椎肋凹相对而组成，关节囊被放射性韧带加固。第2～10肋，每一肋骨小头同时接两个胸椎的肋凹；第1、11、12肋骨的小头，仅和相应的一个胸椎体上的独立肋凹相对，结构较前者单纯。

（2）肋横突关节　由肋骨结节关节面与相应的胸椎横突肋凹构成。肋横突关节只限于第1～10肋，第11、12肋不与第11、12胸椎构成肋横突关节。

肋头关节与肋横突关节都是平面关节，两关节同时运动（联合关节），运动轴是通过肋颈的斜轴，运动时肋颈沿此运动轴旋转，肋骨前部则上提下降，两侧缘做内、外翻活动，从而使胸廓矢状径和横径发生变化。

（三）椎间关节

椎间关节是关节突之间的连接，为平面关节，可做微小的运动。在胸部关节面近冠状方向，可允许胸椎做少量回旋运动。

（四）胸椎韧带

肋头关节的前面，有肋头辐状韧带加强，韧带自肋头前面，呈扇形放散于相邻的两个胸椎体及椎间盘。

加强肋横突关节的韧带有连结肋颈与横突的肋横突韧带以及连结肋颈上缘与上位胸椎横突下缘的肋横突上韧带。

（五）胸椎肌肉

斜方肌由副神经支配其运动，全肌收缩，使肩胛骨向脊柱靠拢；上部肌束收缩，可上提肩胛骨；下部肌束收缩，可下降肩胛骨。

背阔肌由胸背神经支配其运动，近固定时，使肩关节内收、旋内和后伸；远固定时，拉躯干向上，并协助吸气。

竖脊肌由脊神经后支支配其运动，下固定时，一侧收缩使脊柱向同侧屈，两侧收缩，使头和脊柱伸，维持直立并协助呼气。

（六）胸椎正常活动度

整个胸椎可前屈 30°～40°，后伸 20°～25°，侧屈 30°，回旋 30°。

二、胸壁

（一）胸壁构成

胸壁由皮肤、浅筋膜、深筋膜、胸廓外肌层、胸廓和肋间肌以及胸内筋膜等构成。

（二）胸壁皮肤

胸前区和胸外侧区的皮肤较薄，尤其是胸骨前面和乳头的皮肤。

（三）胸壁浅筋膜

胸部的浅筋膜与颈部、腹部和上肢的浅筋膜相续，胸骨前面较薄，其余部分较厚。浅筋膜内含浅血管、淋巴管、皮神经和乳腺。

（四）胸壁血管

胸廓内动脉的穿支在距胸骨外侧缘约 1cm 处穿出，分布于胸前区内侧部。肋间后动脉的前、外侧穿支与肋间神经的前、外皮支伴行分布。胸肩峰动脉和胸外侧动脉的分支也分布于胸壁。在胸外侧区上部汇合成胸外侧静脉，收集腹壁上部和胸壁浅层结构的静脉血，注入腋静脉。

（五）胸壁肌肉

胸大肌由胸外侧神经、胸内侧神经支配其运动，近固定时，使肩关节内收、旋内和前屈；远固定时，拉躯干向上臂靠拢，并提肋助吸气。

胸小肌由胸内侧神经支配其运动，近固定时，使肩胛骨下降、前伸和下回旋；远固定时，可提肋助吸气。

前锯肌由胸长神经支配其运动，拉肩胛骨向前使之紧贴胸廓，下部肌束可使肩胛骨下角旋外，助臂上举。前锯肌瘫痪时，肩胛骨不能与胸廓紧贴，而向后突出，特别是肩胛骨下角突出明显，产生"翼状肩"。

肋间肌位于肋间隙内，分浅深两层。浅层的称肋间外肌，收缩时可提肋助吸气；深层的称肋间外肌，收缩时降肋助呼气。由肋间神经支配其运动。

三、少儿的胸部特点

（一）胸壁的特点

少儿胸壁肌肉娇嫩柔软，肌纤维比较细，收缩力和耐受力比较差，当少儿胸壁遭到外力撞击或者挤压时，胸壁筋肉容易受到损伤。

（二）胸椎后关节特点

少儿的胸椎后关节组织发育不完善，韧带和关节囊薄而松弛，周围的肌肉收缩力和耐受力差，故当少儿的胸椎后关节在外力的作用下，容易出现胸椎后关节紊乱。

第二节　胸胁屏伤

胸胁屏伤是指胸背部闭合性筋肉挫伤及胸椎小关节紊乱的一种筋骨异常病症。二者可单独发生，也可同时出现，相互累及。多因胸背部姿势不正、胸背负重、外力撞击、挤压扭转等因素引发。临床以胸部闷胀疼痛、呼吸不畅、功能受限为主要表现，严重者可出现胸部压迫堵塞感，转侧不利，颈背上肢牵掣作痛等症状。中医认为由于外力损伤、筋肉痉挛、气滞血瘀、经络不通、骨节错缝等因素导致。由于少儿形气未充，筋骨成而未壮，加之少儿生性活泼好动，容易造成胸胁屏伤。本病不仅干扰少儿的生活学习，甚至影响少儿正常的生长发育。少儿推拿能够活血行气、理筋正骨、通络止痛，对调理治疗少儿胸胁屏伤效果显著。

本病属于中医学"胸胁痛""岔气""筋伤"的范畴。

【病因病机】

1. 胸背挫伤　多因外力直接撞击于胸背，如挤压、打击、碰撞、跌扑等，可使胸壁肌肉（胸大肌、胸小肌、前锯肌、肋间内肌、肋间外肌）损伤，刺激肋间神经，产生疼痛，呼吸时加重。

2. 胸椎小关节紊乱　多因少儿胸椎在姿势不正、身体过度扭转或遭受外力冲击时，肋小头关节与肋横突关节往往易发生错位，重者发生半脱位，可压迫肋间神经，引起胸胁部疼痛，同时会造成某一方位的关节间隙张开，松弛的关节滑膜会嵌入其间，关节滑膜内的感觉神经末梢对痛觉敏感，故立即发生疼痛、活动受限等症状。

【临床表现与诊断】

（一）病史

有外伤史或长期不良姿势病史，如骤然上举、转侧，长期伏案、扭身等。

（二）症状

单侧（或双侧）胸背肌剧烈疼痛，偶有向肋间隙、胸前部及腰腹部的相应部位放射性疼痛，患儿常不能仰卧休息，深呼吸、走路震动、咳嗽、打喷嚏等均可引起疼痛加剧。

（三）体征

1.急性损伤者，患儿呈痛苦面容，头颈仰俯、转侧困难，常保持固定体位（多为前倾位），不能随意转动。

2.局部肿胀压痛，有瘀斑。胸部陈旧损伤者，胸部隐痛，反复发作，缠绵难愈，劳累或阴雨天加重。

3.病变局部可触及肋骨骨膜钝厚，或有线状剥离并且有明显压痛，肋间隙肌肉紧张或有轻度肿胀，有时可触及一滚动的条索状物。

4.受损胸椎节段棘突有压痛、叩击痛和椎旁压痛，深吸气疼痛更甚，棘突偏离脊柱中轴线，后凸隆起或凹陷等。受损胸椎节段椎旁软组织可有触痛，可触及痛性结节或条索状物。

5.相应脊神经支配区域组织的感觉和运动功能障碍。

6.牵拉患侧上肢常激发或加重疼痛。

（四）X线检查

由于胸椎小关节紊乱是解剖位置上的细微变化，只能发现其病变棘突歪斜、小关节间隙不对称，但X线检查可排除肋骨骨折、气胸、血胸、胸椎结核、肿瘤、类风湿等疾病。

（五）其他检查

CT影像、肌电图、心电图等检查有助于本病的诊断。

【推拿调理】

本病的调理以推拿治疗为主，辅以保健调理。

（一）推拿治疗

［治疗原则］行气活血，舒筋通络，解痉止痛，化瘀散结，理筋整复。

1.背部治疗

［施术部位］以患侧背部为主。

［基本手法］按揉、牵引、推擦、一指禅推法、掌按法等手法。

［操作时间］每次 15 ～ 20 分钟；1 日或 2 日 1 次。

［操作手法］

（1）常规手法　常规手法操作的目的是放松局部肌肉、韧带的紧张状态，为复位手法操作打下基础。术者沿胸椎棘突两旁，以错位病变节段为中心，对脊柱两侧背俞穴、夹脊穴和竖脊肌、背阔肌等部位，使用一指禅推法、擦法和弹拨法，操作 10 ～ 15 分钟，对椎旁上下的软组织进行松解。

（2）复位手法

①上段胸椎复位法　患儿坐位，双上肢上举 180°，两手掌前后相叠。术者站立于患儿侧后方，右手拇指按住患椎棘突，左手臂按抵住患儿的两臂肘关节处。然后术者双手瞬间发力，右手前推，左手后扳，使之复位。

②中上段胸椎复位法　患儿坐在方凳上，令患儿十指相扣置于颈项部。术者在其身后，两手抓住患儿双肘，膝关节顶在患儿偏歪或后凸的棘突上，两手徐徐用力向后牵引，至牵引到最大限度时，膝顶与双手的后扳瞬间发力，此时可听见"咔嗒"响声。

③中下段胸椎复位法　患儿俯卧，自然放松，术者站立于患儿患侧，右手掌根按压患椎棘突，左手置于右手背上，嘱患儿深呼吸，术者双手掌根随呼气渐用力，于呼气末时，右手掌根向下方给予一小幅度的推冲动作，此时可闻及关节整复的响声。

④下段胸椎复位法　患儿俯卧，术者站立于患儿患侧，右手掌按压在患椎棘突，左手掌或前臂内侧托住天突穴下胸骨正中托离床面，然后瞬间发力，双手反向用力，使胸椎再后伸扩大 5°～ 10°。

2. 胸肋治疗

［施术部位］以患侧胸肋部为主。

［基本手法］按、揉、点、擦、弹拨等手法。

［操作时间］每次 15 ～ 20 分钟；1 日或 2 日 1 次。

［操作手法］

（1）拨理按压法　患儿端坐，术者坐其伤侧，一手将患儿伤侧上肢拉起展胸（让一助手协助），另手食指、中指或双拇指将损伤之筋肉拨正、理顺；而后拇指顺肋间隙由前向后，再由后向前按压数遍，可达镇痛之目的。手法治疗后，可配合热敷或硫酸铁湿热敷等。嘱患儿在睡眠时勿压伤侧。

如系胸肋关节损伤及肋软骨间关节错位紊乱，有胸闷，在呼吸或咳呛时剧痛，局部肿胀、压痛等表现者，可采取下列方法处理。

（2）捧肋晃动复位法　患儿取仰卧位，术者立于右侧，用双手捧住胸廓两侧肋部，由轻而重地左右晃动十数次，以促使胸肋关节复位。

（3）抹推胸骨边缘法　术者用双手同时自锁骨下缘沿胸骨边缘到剑突平齐处抹推数次；继之，双手仍自上而下，一前一后向下抹推十数次。

（二）保健调理

因为一些不良的姿势或习惯，很容易使得背部肌肉处于一个"超负荷"运作状态，于是出现酸、痛、僵硬之感实属正常，在胸肌及背部做保健推拿，能很好地增强背部肌肉的力量，舒缓背部肌肉紧张状态，消除疲劳，缓解背部的压力感。

〔调理原则〕缓解紧张，解除痉挛。

1. 背部保健调理

（1）推揉夹脊穴　位于背部第 1 胸椎至第 5 腰椎棘突两侧旁开 0.5 寸处。用双手拇指指腹由上至下反复推揉 5 分钟。

（2）按揉督脉和膀胱经　督脉位于背部后正中线上，膀胱经分别位于背部后正中线旁开 1.5 寸和 3 寸处的两条侧线上。用手掌或大拇指指腹由上而下反复按揉 5 分钟。

（二）胸肋保健调理

（1）行气活血　患儿仰卧位，术者先用掌面按揉胸肋部，再用拇指指腹点按中府、云门、章门、期门、大包、膻中、日月、天突等穴。

（2）疏通经络　患儿取坐位，术者先搓摩两胁，然后沿肋间隙用鱼际擦法，以透热为度。再在脊椎旁用拇指按揉，使之有温热感，再按揉背部两侧膀胱经腧穴。

（3）理筋手法　令患儿取卧位，术者用手掌沿肋间隙由前向后施行揉摩手法。

【辅助调理】

〔中药治疗〕疏肝理气，活血化瘀，舒筋止痛。常用中成药：开胸顺气丸、逍遥丸、舒筋活血片等。常用方剂：柴胡疏肝散、复元活血汤、血府逐瘀汤加减等。

〔常用西药〕维生素 B_1、维生素 B_{12}、叶酸等药物有助于变性神经的恢复。

〔中药敷贴〕适用于伤病初期肿胀疼痛患儿。可选用消肿散、双柏膏、定痛膏、消炎散；亦可在医师指导下辨证施治使用中药敷贴剂。

〔药包热敷〕将选好的药物在砂锅内或锅内煮热，用布包裹，敷于患病部位或穴位。每次热敷时间不宜超过 30 分钟，每日 2 次。

〔艾灸疗法〕将艾条的一端点燃，对准应灸的腧穴或患处，距皮肤 2～3cm 实施灸法，使患儿局部有温热感而无灼痛为宜。每处灸 5～7 分钟，至皮肤红晕为度。

〔刮痧疗法〕刮痧部位涂抹适量刮痧油。刮背部督脉以及膀胱经，应一次到位，中间不要停顿。可用刮板棱角刮拭胸部肋间隙，以出痧为度。每周 1～2 次，10 次为 1 个疗程。

〔拔罐疗法〕用闪火法将罐吸附于大椎、大杼、肩井、肩髃、天宗、膈俞、肝俞、中府、云门、膻中、天突等；亦可用抽气罐吸附于上述穴位，留罐 10～15 分钟，隔日 1 次，10 次为 1 个疗程。

〔穴位注射〕在专科医师指导下可进行局部封闭，用泼尼松 12.5mg 加 1% 普鲁卡因 2mL，痛点注射，5～7 天 1 次。

【注意事项】

（一）避免诱发因素

在生活、学习中保持直立位，避免驼背、旋转姿势；坐位 1～2 小时后适当活动；避免外力直接撞击于胸胁，如挤压、拳击、碰撞、跌扑等；胸椎小关节紊乱症在复位的时候，用力要适度，不能造成胸廓的损伤。

（二）注意自我防护

适当休息，注意保暖，平常注意动作协调，避免伏案过于劳累。

（三）增强肌肉锻炼

平时适当进行体育运动，加强胸背部肌肉锻炼，对于本病的预防有益。在参与体育活动时，应注意胸胁背部的保护，防止因剧烈运动或碰撞发生损伤。

附　脊柱侧弯

脊柱侧弯是指多种因素引起脊柱三维畸形的筋骨异常病症，临床以脊柱偏离脊柱中心轴，双肩不等高或后背左右不平、隆起畸形为主要表现。较重的脊柱侧弯会影响患儿的生长发育，使身体变形；重度的可影响心肺功能，甚至累及脊髓，造成瘫痪。脊柱侧弯分为特发性和先天性两大类，其中特发性脊柱侧弯占脊柱侧弯患儿总数的85%以上。患儿通过推拿能够疏通经络，理筋正骨，矫正畸形，配合康复训练对特发性早期脊柱侧弯有着很好的疗效。

本病属中医学"龟背"范畴。

【解剖生理】

（一）脊柱结构

正常人体脊柱是由33块椎骨构成，即颈椎7块、胸椎12块、腰椎5块、骶椎5块和尾椎4块，有椎间盘23个和关节134个。脊柱的侧面观呈"S"形，正面观呈一直线。

（二）脊柱的连结

脊柱之间借椎间盘、前纵韧带和后纵韧带相连。椎间盘是连接相邻两个椎体的纤维软骨盘，由髓核和纤维环两部分组成。前纵韧带是紧密附着于所有椎体及椎间盘前面的纵长韧带，有限制脊柱过度后伸的作用。后纵韧带位于椎管前壁，是附着于所有椎体及椎间盘后面的纵长韧带。黄韧带是连于相邻椎弓板之间的短韧带。棘间韧带是连于相邻棘突之间的短韧带。棘上韧带是附着于各棘突尖端的纵长韧带。

（三）脊柱相关肌肉

竖脊肌又称骶棘肌，纵列于脊柱两侧的沟内。从外向内由髂肋肌、最长肌及棘肌三列肌束组成。起自骶骨背面及髂嵴的后部，一侧收缩，可使躯干向同侧侧屈；两侧同时收缩，可使脊柱后伸，是强有力的伸肌，对保持人体直立姿势有重要作用。竖脊肌深部为数目众多的短肌，附于椎骨与椎骨之间，可加强椎骨的连接，增加脊柱灵活性。

（四）少儿脊柱的特点

在幼儿时，脊柱是由 33 块椎骨借韧带、关节及椎间盘连接而成，每块颈椎、胸椎和腰椎均是一个独立的骨块。但随着年龄的增加，长到 7 ～ 25 岁时，由于椎间盘骨化，5 块骶椎自上而下愈合成一块骶骨，4 块尾椎也逐渐相互愈合成一块尾骨。

少儿脊柱的特点是运动范围和屈度较大。这主要是其椎间盘和椎体尚未骨化的软骨起着可屈性的作用。而新生儿，其椎间盘（加上尚未骨化的软骨部分）约为脊柱的一半长。因此，新生儿脊柱运动可获得较高的可动性，其中以腰部为最强。

脊柱的四个弯曲在胎儿出生时就已经形成最初的结构，新生儿的脊柱从侧面观几乎是直的或仅稍向后凸，其随后脊柱的弯曲是由于坐、抬头和站立等运动而逐渐形成的。四个弯曲形成弓，脊柱就出现了自然的弯曲。但最初这样弯曲尚不恒定，在很长时间内都有很大的可塑性。在卧位时，这些弯曲很容易变直；7 岁以后这些弯曲才被韧带所固定；14 岁以后弯曲基本固定。由于少儿椎骨的软骨层较厚，脊柱富于弹性，稳定性差，所以对少儿的护理不善、坐姿不合理、行走姿势不良以及鞋子的影响等，都容易引起脊柱变形。

【病因病机】

现代生物力学理论认为，骨骼和韧带维持关节稳定和平衡的作用为静力平衡，肌肉维护关节稳定和平衡的作用为动力平衡。解剖学已经证实，椎体间的错位是引起脊柱侧弯的重要原因，脊柱结构的改变可导致内脏功能的改变，同时内脏功能的改变也可影响脊柱的结构。因为人体的各个组织器官都要通过神经与脊柱发生联系，内脏器官有病变也会在脊柱上有所表现，通过反射性的肌肉收缩舒张功能的改变以及脊柱周围韧带、关节囊等发生适应性的调节而导致脊柱侧弯。脊柱侧弯发生的原因有很多，而且其作用于人体的过程也很复杂。

（一）从病因作用于人体的时间顺序看，有先天及后天因素之分。

1. 先天性脊柱侧弯　先天性脊柱侧弯是指脊柱上部分椎体结构发生异常，即出生后有三角形半椎体、蝶形椎、融合椎，或肋骨发育等异常，导致脊柱生长过程中出现弯曲，此类型大多需要手术矫正。

2. 后天性脊柱侧弯　后天脊柱侧弯是指在发育过程中由于各种不良姿势、损伤、感染性疾病等导致脊柱周围的肌肉、韧带、关节囊不同程度的功能异常，从而引起脊柱力学平衡失调出现脊柱侧弯。此型脊柱侧弯大多通过推拿调理配合康复训练可以矫正。

（二）从病因的来源来看，有外在因素和内在因素。

1. 外在因素　在脊柱侧弯的发病因素中，个人不良习惯是一个很重要的因素，如长时间的睡姿、坐姿、行姿不正确，导致椎体周围肌肉韧带代偿不正确姿势给脊柱带来的失衡。

2. 内在因素　当少儿长期处于焦虑、厌烦、恐惧和紧张时，肌肉会持续紧张，产生肌肉内部的高压，肌肉储存的能量增加，与肌肉并行的血管神经就要受到挤压，肌肉本身的微循环出现障碍，进而使脊柱周围软组织被动牵拉、持续紧张，脊柱小关节稳定性减弱，力平衡状态失调。

【临床表现与诊断】

（一）临床表现

轻度的脊柱侧弯患儿，自己往往无任何不适症状，仅在家长为其洗澡或换衣服时偶然发现；中度脊柱侧弯患儿，可有双侧肩胛高低不一或体态畸形；严重畸形者，不仅有身体的畸形，可伴有活动时气促、胸闷、心悸，或消化不良、肢体麻木等症状。

轻症患儿，脊柱查体时侧弯不明显，可见高低肩、肩胛骨下缘不等高、背或腰两侧肌张力不同、下肢不等长等。严重畸形患儿，脊柱体检时可发现脊柱侧弯，或呈"S"形。X线摄片示脊柱不同程度的侧弯，典型者呈"S"形，轻症患儿两侧肋骨椎体角小于20°，重症者大于40°。

（二）检查

术者和患儿面对面站立或站在患儿背后，患儿双手伸直，双下肢并拢伸直往下弯腰。观察患儿双侧肩胛是否等高，如高低不等，脊柱侧弯的可能性很大，这样可以发现早期的脊柱侧弯。

1. 一侧髋部比另一侧高，腰部不对称。

2. 双肩高度不平，脊柱偏离中心轴。

3. 肩胛骨不等高，一侧胸部出现皱褶皮纹，前弯时双侧背部不对称。

4. X线检查　脊柱偏离中心轴。

5. Cobb角度测量　测量头侧端椎上缘的垂线与尾侧端椎下缘垂线的交角，若Cobb角 < 25°，无须手术治疗，可以在推拿康复师的指导下进行姿势矫正的动作训练，每隔4～6个月随访一次，进行动态观察。（注：Cobb角度由美国矫形外科医生John Robert Cobb（1903—1967）命名，用于测量额状面内脊柱侧弯的变形程度）

根据症状及临床检查，结合X线检查即可做出明确诊断。

【推拿调理】

本病的调理以推拿治疗为主，辅以保健调理。

（一）推拿治疗

［治疗原则］舒筋通络，矫正畸形。

［施术部位］脊柱两侧相关联软组织。

［基础手法］按揉法、擦法、推按法、拔伸法、扳法、擦法。

［操作时间］每次15～20分钟；1～2日1次。

［手法操作］手法操作分为常规手法和复位手法。

1. 常规手法

（1）按揉夹脊　用拇指指端在小儿背正中线上做按揉法2分钟。

（2）按揉竖脊肌　用拇指指腹按揉竖脊肌5分钟。

（3）擦竖脊肌　用擦法在脊柱两侧竖脊肌操作2分钟。

（4）按揉相关穴位　用双手拇指指端在肩外俞穴做按揉法 2 分钟。用双手拇指指端在天宗穴做揉法 2 分钟。

（5）推按膀胱经　用掌根在膀胱经上做推按法 2 分钟。

（6）擦督脉　用掌根或小鱼际在后正中线（长强至大椎）做擦法，以透热为度。

2. 复位手法　患儿取坐位，两手交叉相扣抱住枕后部，术者站于患儿身后，用一手顶住偏歪的胸椎或腰椎棘旁，另一手从患儿腋下穿过并用手掌按住其颈项部，嘱患儿慢慢弯腰、前屈，再做最大限度的旋转扳动。此外，可让家长指导患儿做悬吊等锻炼。

（二）保健调理

通过松解脊柱周围的肌肉和韧带从而达到人体的自我调整脊柱平衡，预防脊柱侧弯。

［调理原则］松解痉挛，疏通经络。

［施术部位］脊柱两侧相关联软组织。

［基础手法］按揉法、擦法、拔伸法、扳法法、擦法。

［操作时间］每次 15～20 分钟；1～2 日 1 次。

［手法操作］

1. 拿揉肩井　用双手拇指及食中三指拿揉肩井 20～30 次。

2. 掌揉脊柱两侧肌肉　有单手掌掌根按揉脊柱两侧相关联肌肉 2 分钟。

3. 按揉夹脊穴　用双手拇指指端按揉夹脊穴 2 分钟。

4. 捏脊法　在督脉和足太阳膀胱经上做捏脊法 3～5 遍。

5. 拔伸脊柱　用双手握住少儿双足踝关节做拔伸法 3～5 次。日常可嘱患儿做悬吊锻炼。

【辅助调理】

［中药热敷］补骨脂、桑寄生、杜仲、狗脊、防风、海风藤、川乌、草乌、透骨草、乳香、没药、川芎、丹参、当归，把以上中药装一长条布袋浸水蒸热，待药袋不烫时热敷脊柱，每次 30 分钟，1 日 1 次。

［刮痧疗法］在背部涂抹润滑剂，用刮痧板在背部五线（正中线督脉、脊柱两侧夹脊穴及膀胱经），每条线刮 20 次左右，3～5 天刮 1 次。

［拔罐疗法］在脊柱两侧运用走罐法、揉罐法。在背部涂抹润滑剂，先用揉罐法放松脊柱两侧肌肉，再用走罐法在脊柱两侧进行治疗，每侧走罐 5～10 次。

【注意事项】

（一）学龄儿童应注意保持正确的坐姿和站姿，注意加强背部肌肉锻炼。

（二）防治脊柱侧弯最关键是早发现、早诊断、早治疗，定期进行脊柱侧弯的筛查。

（三）脊柱侧弯 Cobb 角＞40°，建议手术治疗。

第七章　腰部筋骨异常推拿调理

第一节　解剖生理

腰部是脊柱的重要组成部分，以五块腰椎为支架，周围附有肌肉、筋膜和韧带，前方是松软的腹腔和髂腰肌，具有较大的活动性，可做屈、伸、侧屈、旋转和环转运动。

一、腰椎

（一）椎体

腰椎有 5 个，椎体高大，前高后低，呈肾形。椎孔大，呈三角形，大于胸椎，小于颈椎。其具有承重、缓冲、稳定、保护脏器的功能。

（二）关节

腰椎关节主要有关节突关节、腰骶关节、骶髂关节，其主要功能是维持腰椎关节的稳定性、支持体重和完成腰部运动。在第 4～5 腰椎体右前方有人体最大的静脉干 – 下腔静脉，可收集下肢血液以助回流。

（三）腰部活动特点

腰椎后关节属于微动关节，其主要功能是稳定脊柱和引导脊柱运动方向，一般不负重。腰部活动度正常范围为：前屈 90°，后伸 30°，侧屈左右各 30°，旋转左右各 30°。因腰部活动度较大或在外力作用下，易引起腰扭伤或关节受伤。

二、肌肉

竖脊肌又称骶棘肌，起自骶骨背面及髂嵴的后部，纵列于脊柱两侧的沟内，是强有力的伸肌，对保持人体直立姿势有重要作用。一侧收缩可使躯干向同侧侧屈；两侧同时收缩可使脊柱后伸，是强有力的伸肌，对保持人体直立姿势有重要作用。

髂腰肌由腰大肌和髂肌组成，下肢固定时，可使躯干前屈。腰大肌的深面有腰丛神经，其分支支配下肢的感觉和运动。

腹斜肌位于腹部侧面和前面，包括腹外斜肌和腹内斜肌。两者协同完成腰部的旋转动作。

胸腰筋膜包裹在竖脊肌的周围，可以分浅、深两层。浅层在竖脊肌的表面，向内侧附于棘突，其腰部显著增厚且与背阔肌的腱膜紧密结合，此部于竖脊肌的外侧缘与深层会合而构成竖脊肌鞘。

三、韧带

1. 前纵韧带　起于枕骨大孔前缘，止于第1或第2骶椎椎体，紧贴椎体前面，从上向下逐渐变宽且增厚，可限制脊柱后伸。

2. 后纵韧带　位于椎体后方，较细且薄弱，起于第2颈椎，止于骶管，可限制脊柱前屈。

3. 棘上韧带　连接腰、骶椎各棘突的纵行韧带，能限制脊柱过屈。

4. 黄韧带　是连接相邻椎弓的韧带，坚韧而富有弹性，可限制脊柱过分前屈。

5. 棘间韧带　连接各棘突之间的韧带，加强关节的稳固性。

6. 髂腰韧带　分为上束和下束两部分。上束起于第4腰椎横突尖，纤维斜向外下方，向后止于髂嵴，为薄的筋膜层。下束起于第5腰椎横突尖，纤维斜向外下方，向后止于髂嵴的上束止点前内方，为腱弓样组织。此韧带是下肢支撑人体的一个重要组织，也可限制第5腰椎的过度旋转。

四、少儿腰部的特点

（一）少儿腰部组织特点

少儿腰部肌肉娇嫩柔软，肌纤维比较细，收缩力和耐受力比较差，韧带松弛，腰部过度旋转或外力可导致韧带和肌肉损伤，造成少儿急性腰扭伤。

（二）少儿腰椎后关节特点

少儿腰椎后关节组织发育不完善，牢固性和稳定性较差，周围的肌肉收缩力和耐受力不强，韧带、关节囊薄而松弛，其内层的滑膜层内有丰富的感觉和运动神经纤维，对刺激极为敏感。长期不正确的站、坐、睡姿及突然闪挫等因素，可导致腰椎后关节紊乱症。

第二节　急性腰部软组织损伤

急性腰部软组织损伤是指腰部肌肉、韧带等软组织受到过度牵拉损伤，以突然腰部疼痛、活动功能障碍为表现的常见筋伤病症，常因突然扭转腰部或打喷嚏、剧咳等诱发，俗称"闪腰""岔气"。少儿因形气未充，卫外不固，腰部肌肉、韧带发育未完善，稳固性差，外力或不协调运动极易受到损伤。若延误治疗，更易被风、寒、湿之邪气侵袭，可能转变为慢性，成为顽固的腰背痛。少儿推拿能够理气通络、整骨理筋、活血散瘀、解痉止痛，是治疗急性腰部软组织损伤的首选方法。

本病症属于中医学"闪腰""岔气""瘀血腰痛"的范畴。

【病因病机】

急性腰部软组织损伤多因腰部运动时姿势不正确，用力不当，使腰部突然遭受扭转间接暴力或肌肉强烈收缩而导致腰部肌肉、筋膜、韧带损伤，造成组织撕裂出血，血离经脉，经络循行受阻，瘀血阻络，不通则痛，从而引起腰痛、活动受限等症状。损伤时因受力大小不同，组织损伤程度亦不一样。少儿腰部肌肉娇嫩柔软，肌纤维比较细，收缩力和耐受力比较差，韧带松弛，因此发生急性腰部软组织损伤的概率较大。常见的损伤原因有以下几种：

（一）日常生活损伤

1. 少儿突然弯腰、起立姿势不正确或剧咳、喷嚏、打哈欠、伸腰等动作，使腰部肌肉骤然收缩，造成腰肌筋膜损伤。

2. 少儿在光滑的地面上行走，不慎滑倒或下楼时跌倒，腰部屈曲，下肢伸展，亦易造成急性腰部软组织损伤。

3. 少儿因缺乏生活经验，猛然搬动过重的物体时，姿势不正确，身体失去平衡，使腰部肌肉、韧带受到剧烈的扭转、牵拉等，从而导致腰部受伤。

（二）体育运动挫伤

少儿在进行滑冰、跑步、跳跃等运动时，通过摆动上肢来维持平衡和加速，如果身体失去平衡，腰部突然扭转，容易使肌肉韧带遭受牵掣引起急性腰部软组织损伤。

（三）外力作用挫伤

少儿在嬉戏打闹时，无意识间推搡、撞击，在外力作用下，脊柱的过屈或过伸动作均可引起腰部软组织损伤。

【临床表现与诊断】

（一）症状

本病发病骤然，以腰部症状为主，腰部不能挺直，俯仰转侧均感困难，在大声说话、打呵欠或解大便时均感疼痛；甚至不能翻身起床、站立或行走；咳嗽或深呼吸时疼痛加重。

（二）体征

1. 损伤后腰部有明显的疼痛及局限性压痛，压痛点与受伤组织部位一致。用拇指在腰部反复触压，可找出最敏感点；直腿抬高试验阳性。

2. 多数患儿有单侧或双侧腰肌紧张或痉挛现象，患儿站立或向前弯腰时疼痛更加明显，卧床休息后可放松紧张的肌肉。

3. 疼痛可改变脊柱正常的生理曲度，一般弯向患侧。脊柱的侧弯是为了缓解受伤组织免受挤压所产生的一种保护性自动调节。疼痛与痉挛解除后，脊柱即可恢复正常生理形态。

4.腰肌或韧带损伤后刺激神经所致牵涉的部位可牵扯下肢疼痛，多为臀部、大腿后部和大腿前内侧等处。

（三）病史

少儿日常生活中突然弯腰、起立或剧咳、喷嚏、打哈欠、伸腰等动作；或猛然搬动过重的物体和外力因素（不慎滑倒或下楼时跌倒；滑冰、跑步、跳跃、嬉戏打闹时无意识间推搡、撞击）等原因；明显的外伤史是诊断本病的重要依据。

（四）X线检查

一般软组织扭伤X线拍片检查多无明显异常提示；少数患儿可见腰椎生理曲线改变或有轻度侧曲。

根据症状、病史及体征即可做出诊断。

【推拿调理】

本病的调理以推拿治疗为主，辅以保健调理。

急性损伤后24小时内需要冷敷，可用毛巾在冷水或冰水中浸湿，拧成半干，敷于局部，每隔1～3分钟更换一次，持续15～20分钟。也可用冰袋裹上毛巾敷于局部，但要注意避免冻伤。24小时之后再行推拿治疗。

（一）推拿治疗

［治疗原则］理气通络，整骨理筋，活血散瘀，解痉止痛。

［施术部位］肾俞、命门、腰阳关、大肠俞、环跳、殷门、委中、承山、阳陵泉、昆仑、后溪、养老穴及其压痛点。

［基本手法］㨰法、按法、揉法、擦法、弹拨法、拍法及腰部被动活动。

［操作时间］每次30～40分钟。

［手法操作］

1.松解肌肉　患儿俯卧位，如果患儿疼痛无法俯卧，可采用站立。用㨰法在痛点周围操作，逐渐向痛点移动。然后在伤侧，顺骶棘肌纤维方向用㨰法操作3～4遍。注意操作时不能引起患儿疼痛。

2.镇静止痛　患儿俯卧位，按揉肾俞、命门、腰阳关、大肠俞、环跳、殷门、承山、阳陵泉、昆仑、后溪、养老穴，拿委中穴，以酸胀为度。

3.以痛为腧　患儿俯卧位，在压痛点上、下方，用弹拨法治疗，弹拨时手法宜柔和、深沉。

4.活血散瘀　患儿俯卧位，沿骶棘肌纤维方向，用㨰法、拍法，注意手法宜轻。

5.腰部摇法　一手按压腰部，另一手托抱住两下肢膝关节稍上方，将下肢抬起，做腰部环形旋转。

6.温经散寒　患儿俯卧位，在受伤一侧，沿骶棘肌纤维方向，用擦法，以透热为度。

（二）保健调理

［调理原则］健脾胃，强筋骨，舒筋通络。

［施术部位］脊柱两侧骶棘肌及脾经、板门、肾俞、命门、腰阳关、大肠俞、环跳、阳陵泉、委中、承山穴。

［基本手法］推法、擦法、按法、揉法、擦法、拍法、捏脊及腰部被动活动。

［操作时间］每次 15 ～ 20 分钟；每周 1 ～ 2 次。

［手法操作］

1. 扶正气 患儿俯卧位，顺骶棘肌纤维方向用擦法操作 3 ～ 4 遍；按揉肾俞、命门、腰阳关、大肠俞、环跳、承山、阳陵泉，拿委中，以酸胀为度；沿骶棘肌纤维方向，用擦法、拍法；沿骶棘肌纤维方向，用擦法，以透热为度。操作过程中注意手法不宜过重。

2. 强体质 补脾经、揉板门、按揉足三里、捏脊。

【辅助调理】

［中药制剂］在专科医师指导下辨证论治。初期治宜活血化瘀、行气止痛，方用舒筋活血汤加减。后期治宜舒筋活络、补益肝肾，方用补肾壮筋汤加减。

［敷贴疗法］初期外敷消瘀止痛药膏，或外贴伤湿解痛膏，外搽红花油、正骨水等。

［拔罐疗法］选取肾俞、命门、腰阳关、大肠俞、环跳及阿是穴拔罐，每次留罐 10 分钟，隔日 1 次。

［针刺治疗］可采用局部取穴、循经取穴。常用穴位有阿是穴、肾俞、命门、志室、大肠俞、腰阳关、委中、承山等穴，每次留针 3 ～ 5 分钟，每日 1 次。

［物理疗法］可采用超短波、磁疗、中药离子导入等方法配合治疗，以减轻疼痛、肿胀，促进功能的恢复。

【注意事项】

（一）预防

急性腰部软组织损伤强调以预防为主，少儿在日常生活中，注意保持正确的弯腰姿势；运动前要充分做好准备活动，且量力而行；适当加强户外活动，但要避免腰部较大的屈伸运动。

（二）护理

急性腰部软组织损伤后制动 3 ～ 5 天，防止继续损伤，以利损伤组织的修复。早期应卧硬板床休息，注意腰部保暖，勿受风寒，以减轻疼痛，缓解肌肉痉挛。

（三）功能锻炼

疼痛缓解后，宜在医师指导下逐步加强腰背肌肉功能锻炼，以增强肌力，防止粘连。

第三节　腰椎后关节紊乱症

腰椎后关节紊乱症是因脊柱扭伤而发生的以急性腰部剧烈疼痛和功能障碍为特征的一种筋骨异常病症，临床以脊柱曲线异常、下肢活动受限、行走姿势改变为主要表现。因损伤发生在腰椎后关节，故又称"后关节损害"。因少儿形体成而未壮，腰椎后关节及其周围肌肉、韧带发育尚不完善，加之活泼好动又缺乏自我保护，游戏打闹时容易出现本病症。若急性期失治误治易形成慢性腰痛。少儿推拿可疏经通络、缓解痉挛、理筋复正，对此症有良好的疗效。

本病属中医学"筋伤""筋节伤"范畴。

【病因病机】

腰椎后关节属于微动关节，其主要功能是稳定脊柱和引导脊柱运动万向，一般不负重。关节周围包以薄而紧的关节囊，其外层是纤维层，内层是滑膜层，可阻止腰椎滑脱。关节面排列常为45°斜位或近矢状位，腰5骶1椎关节面的排列近冠状位。中医学认为腰椎后关节紊乱症主要由于气血运行不畅，筋脉失养，壅阻经脉，邪毒感染引起。再加上少儿为稚阴稚阳之体，"脏腑娇嫩，形气未充，全而未壮"的生理特点，机体各部位的形态结构及功能均未稳定、成熟，故容易引发腰椎后关节紊乱症。

（一）后关节滑膜嵌顿

少儿腰椎后关节松弛，组织发育不完善，牢固性和稳定性较差，长时间躺在床上或沙发上玩手机、看书姿势不良，可对后关节活动产生不利的影响。当腰部前屈旋转动作时，使关节间隙加大，滑膜突向关节腔。在突然伸直时，滑膜被嵌夹于腰骶关节面之间。关节囊内层的滑膜层内有丰富的感觉和运动神经纤维，对刺激极为敏感，故一旦发生滑膜嵌顿，即出现难以忍受的腰痛并伴有下肢放射性疼痛、活动受限、行走姿势改变。

（二）后关节错位

少儿腰部周围的肌肉收缩力和耐受力不强，韧带、关节囊薄而松弛，在剧烈活动或外力作用下，姿势不协调、重力不稳而发生腰部突然转动时，使脊椎扭斜，腰肌紧张，关节囊、韧带受到牵拉，使后关节移位，引起剧烈腰痛及脊柱曲线异常，其疼痛程度较滑膜嵌顿为轻。

（三）后关节损伤

社会因素的影响，家长期望值变高，各种补习班应运而生，少儿背负的书包越来越重，腰椎上下关节突之间的关节面承受异常压力，导致关节软骨变性、脱落，甚至半脱位，引起椎间关节滑膜产生无菌性炎症，引起腰部疼痛和僵硬。

【临床表现与诊断】

（一）症状

可出现腰部僵硬、刺痛或顽固性酸痛，下肢放射性疼痛及活动受限；五岁以上少儿主诉腰下部疼痛，活动明显受限，翻身困难。

（二）体征

直腿抬高试验多为阳性，站立时须髋膝关节半屈位、双手扶膝支撑腰部，疼痛加重时为强迫体位；腰椎后关节错位或滑膜嵌顿时，病变所在小关节附近有深在压痛、叩痛；触诊有棘突偏歪，棘间隙变化不明显；站、坐和过伸活动时疼痛加剧，腰部筋肉紧张、僵硬、急性者更著，指触可发现单侧腰肌呈索条状紧张，痛点不易查出，肌痉挛缓解后，患椎棘突或关节突部压痛；腰前屈时疼痛可稍减轻，腰部其他方向的活动受限制且痛剧，可引起臀部、骶尾部或大腿上部牵扯样疼痛，行走姿势改变，脊柱曲线异常等。休息加重，活动减轻是本症之特征。错位整复或嵌顿解除后，腰部疼痛可缓解。

（三）病史

少儿不良姿势（长时间躺在床上或沙发上玩手机、看书）或外力影响（活泼好动，剧烈活动时姿势不协调、重心不稳），有腰部受伤史。

（四）辅助检查

X线可见小关节间隙不对称、狭窄或消失；关节面错位相嵌；椎体关节突连线的改变；脊柱失稳、侧弯及退变性滑脱。但X线改变与临床表现并不一定是一致的。

CT显示椎管形态及椎间孔的改变，关节间隙狭窄及形态不规则，关节下囊肿，有关节渗出液。

根据病史、临床表现，结合X线和CT某些表现，进行分析研究，更能做出正确的诊断。

【推拿调理】

本病的调理以推拿治疗为主，辅以保健调理。

（一）推拿治疗

[治疗原则] 舒筋活血，整复错位，解除嵌顿。
[施术部位] 腰背部及紊乱关节。
[基本手法] 按揉法、推法、弹拨法、拔伸法、屈伸旋转法、理筋法、牵引旋转法。
[操作时间] 每次15～20分钟；1日或2日1次。
[手法操作] 手法操作分常规手法和复位手法。

1. 常规手法 嘱患儿俯卧位，先用拇指按压腰部棘突、寻找压痛点（压痛点往往是受伤错位的后关节），找到后在伤病局部施术手掌抚摩、轻揉手法3～5分钟，而后用双手拇指沿棘突两侧由上而下，再自下而上来回推按数遍以放松肌肉，使紧张、痉挛之筋肉松软后，选用复位手法操作。

2. 复位手法　不同年龄的患儿，根据症状的不同，可选用不同的复位手法。

（1）腰椎旋转复位法　术者一手经患儿腋下过肩前达患儿颈部，以手掌按住颈部，一手按抵病者之压痛的棘突部位做"压颈抬肘"，将患儿腰部向患侧旋转，松开腰椎受嵌顿的后关节。旋转时术者按抵压痛的棘突处可感到或者听到该处"喀哒"之声。患儿当觉腰部疼痛明显减轻或消失，腰部活动度增大。

（2）腰部旋转摇扳法　患儿取坐位，术者立于患儿背后，一腿跨前，固定患儿一下肢，术者一手经患儿腋下扶握患儿一肩前，向后上方扳起，另一手扶另一肩部向前下方慢慢推动，患儿可渐渐向前弯腰，术者双手同时用力，使患儿腰部做旋转运动，这时可听到患儿腰脊"喀哒"的响声，表示动作完成。

（3）腰部卧式侧扳法　患儿取侧卧位，使肩、髋在一直线上，术者用一手掌或者肘部按着患儿肩部向后推动，另一手或者肘部按患儿的髂骨处向前推动，使病者腰椎交叉旋转，有时可闻到患儿腰部有"喀哒"声，可使错位得到整复。对疼痛较甚者，可采用此法。

（4）握腕拉臂推棘法　患儿坐于方凳或靠背椅上（椅背在前），术者坐于患儿后方，先用一拇指拨理、推压脊柱两侧紧张之筋肉数分钟，使其松软。然后术者用一手拇指顶紧患椎偏歪之棘突，另手从伤侧胸前握其健肢腕部（此时嘱患儿腰部放松），两手协同用力拉臂推棘，整复后关节错位。最后，双手拇指在棘突上及两侧施理筋手法数遍即可。

（5）腹部垫枕牵伸法　患儿俯卧，腹部垫枕。助手双手分别插于患儿两腋下，术者双手分别握其两踝部，与助手做对抗牵引持续 1 分钟，而后缓慢松开，反复 3～5 次，使其后关节张开，被嵌顿的滑膜得以解除。最后，双手在损伤局部施抚摩、按揉手法数分钟即可。

（二）保健调理

［调理原则］舒筋通络，增强肌肉韧带力量，巩固疗效，预防再发。

［施术部位］腰背部。

［基本手法］推法、擦法、摩法、按揉法、擦法。

［操作时间］每次 15～20 分钟；每周 1～2 次。

［手法操作］用双手拇指沿棘突两侧由上而下直推 3～5 分钟；用擦法施于腰部脊柱两侧 3～5 分钟，然后施掌摩法、轻柔按揉手法约 2 分钟，使紧张、痉挛之筋肉放松，舒筋活血；直擦腰部两侧膀胱经和督脉经，以透热为度。

【辅助调理】

［中药治疗］壮腰止痛，活血补肾。在医师指导下选择应用独活寄生汤、定痛丸、青娥丸、小活络丹、舒筋活血汤等。

［敷贴疗法］应用温经通络膏、万应膏、定痛膏等，具有化瘀镇痛、活血通经的作用。

［药包热敷］温经活血。在专科医师指导下用上述中药方剂热敷患处每日 3～5 次，每次 15～20 分钟。

【注意事项】

（一）预防

少儿要有良好的生活习惯，防止腰腿部受凉；站或坐姿势要正确；体育运动时压腿弯腰的幅度不要太大；注意饮食均衡，防止肥胖。

（二）护理

手法复位后，嘱患儿适当仰卧硬板床休息 2 ～ 3 天，使损伤后关节得以充分修复，1周内避免做弯腰活动，注意腰部保暖；也可佩戴腰围保护。

（三）功能锻炼

加强腰背肌功能锻炼，有助于巩固疗效和预防复发。

第八章 上肢筋骨异常推拿调理

第一节 解剖生理

上肢主要包括肩、肘、腕、指，在神经的支配下，完成各种运动。

一、肩

（一）关节

肩关节由肱骨头与肩胛骨的关节盂构成。关节头大，关节盂较小而浅，盂周缘有关节唇加深和加大关节盂面积，但仍只有关节头面积的三分之一左右。关节囊薄而松弛，其上方附着于关节盂的周围缘，下方附着于肱骨外斜颈，包绕着关节盂及肱骨头。肩关节上方有喙肱韧带加强，关节囊前下部无肌肉和韧带保护，是关节囊的薄弱处。

（二）韧带

喙肱韧带起于喙突止于肱骨大结节，部分纤维在后上部与关节囊融合，增强关节囊上部，防止肱骨头向上脱位。

喙肩韧带独立于肩关节囊之外，连于喙突外侧缘与锁骨肩峰端前缘之间，呈扁宽厚带状，它与喙突共同构成喙肩弓，驾于肩关节上方，有防止肩关节向上脱位的作用。

盂肱韧带位于关节囊前壁，可分为上、中、下三部，自关节盂周缘前部至肱骨小结节，有加强关节囊前壁的作用。

（三）肌肉

三角肌起于锁骨外侧段、肩峰和肩胛冈，肌束从前、外、后包裹肩关节，逐渐向外下方集中，止于肱骨体外侧的三角肌粗隆。前面肌纤维收缩，使上臂屈曲和旋内；中部收缩，使上臂外展；后面收缩，上臂伸和外旋，前、中、后三部分同时收缩，使上臂外展。

冈上肌起于冈上窝肌筋膜，止于肱骨大结节上端。收缩时肩关节外展。

冈下肌起于冈下窝，止于肱骨大结节中部。收缩时上臂旋外。

小圆肌起于肩胛骨外侧缘，止于肱骨大结节下部。收缩时上臂旋外。

大圆肌起于肩胛骨下角背侧面，止于肱骨小结节嵴。收缩时上臂内收和旋内。

肩胛下肌起于肩胛下窝，肌束向上外经肩关节的前方，止于肱骨小结节。收缩时上臂内收和旋内。

（四）神经

臂丛神经由第 5～8 颈神经前支和第 1 胸神经前支一部分组成，在锁骨下动脉后上方穿出斜角肌间隙，经锁骨后方，进入腋窝。臂丛的神经根先合成上、中、下三个干，即第 5、6 对颈神经的前支合成上干，第 7 对颈神经的前支自成中干，第 8 对颈神经与第 1 对胸神经的前支合成下干。在锁骨上方，每个干再分前、后两股。上、中干的前股合成外侧束，下干的前股自成内侧束，上、中、下三干的后股汇合为后束。三束分别从外、内、后三面包围腋动脉，在相当于喙突水平分为神经支，形成腋神经、肌皮神经、桡神经、正中神经、尺神经等终末神经，全长约 15cm，集中于斜角肌、喙突、缺盆和肩关节附近。

（五）少儿肩关节解剖生理特点

少儿筋骨柔弱，肩关节发育不完善，关节囊薄而松弛，韧带稳固性欠佳，周围的肌肉收缩力和耐受力差，而少儿生性活泼好动，容易摔倒，受到间接暴力损伤，导致肩关节脱位。由于小儿神经系统发育不完善，尤其周围神经反射功能尚不健全，无法完全支配诸肌，从而出现少儿肢体运动缓慢，并且无准确性。

二、肘

（一）关节

肘关节由肱骨下端与桡骨、尺骨上端构成，包括 3 个关节和 1 个关节囊。

肱尺关节由肱骨滑车与尺骨半月切迹构成，司前臂的屈伸运动。

桡尺近侧关节由桡骨头环状关节面与尺骨的桡骨切迹以及桡骨环状韧带构成，与桡尺远侧关节联合，司前臂的旋转运动。

肱桡关节由肱骨小头与桡骨小头凹构成，配合肱尺关节进行屈伸运动，配合桡尺近侧关节进行垂直轴的旋转运动。

关节囊前后松弛薄弱，肱骨内、外上髁均位于囊外。

（二）韧带

桡侧副韧带位于关节囊的桡侧，由肱骨外上髁向下扩展，分为三束。前束在前方加强环状韧带的前部；中束在后方加强环状韧带后部；后束止于尺骨上端的鹰嘴窝，加强关节囊。

尺侧副韧带位于关节囊的尺侧，由肱骨内上髁向下呈扇形扩展，分为三束。前束止于冠状突内侧缘，伸肘时紧张；中束止于冠状突与鹰嘴之间的骨嵴；后束止于鹰嘴内侧，较薄弱，屈肘时紧张。

桡骨环状韧带位于桡骨环状关节面的周围，两端附着于尺骨桡切迹的前、后缘，与尺骨桡切迹共同构成一个上口大、下口小的骨纤维环来容纳桡骨头，防止桡骨头脱出。

（三）肌肉

肱二头肌位于臂部浅层，起端有长、短两个头，长头起自肩胛骨关节盂的上方，通过肩关节囊，沿肱骨的结节间沟下降；短头起自肩胛骨喙突，两头合成一个肌腹，经肘关节的前方，以一圆腱止于桡骨粗隆。收缩时肘关节屈、前臂旋后，还可协助屈肩关节。

肱肌位于肱二头肌下半部的深面，止于尺骨粗隆。收缩时肘关节屈。

肱三头肌是上臂后群之伸肌。起端有3个头：长头起自肩胛骨的盂下粗隆；外侧头和内侧头都起自肱骨的背面向下，3个头共同形成一个腱，止于尺骨鹰嘴。此肌功能为伸前臂，并助内收上臂。

（四）少儿的解剖生理特点

幼儿桡骨头发育不完善，且环状韧带较松弛，肌肉稚嫩，肌纤维比较细。若过度牵拉或受外力，容易脱位。

三、腕

（一）腕关节

腕关节包括桡腕关节、腕骨间关节和桡尺远端关节。桡腕关节由桡骨下端及尺骨头下方与手舟骨、月骨及三角骨，借关节囊和侧副韧带连结而成。腕骨间关节由近侧腕骨与远侧腕骨借关节囊和韧带相连组成关节。桡尺远端关节由桡骨下端与尺骨小关节面借关节囊和韧带连结而组成。腕掌关节由远侧列腕骨和5个掌骨底构成。

腕关节周围关节囊松弛，灵活性较强，可做屈、伸、内收、外展、环转运动。

（二）肌肉

活动腕关节的肌肉共有6块。桡侧腕长伸肌、桡侧腕短伸肌、尺侧腕伸肌均起自肱骨外上髁，分别止于第2掌骨、第3掌骨、第5掌骨底背面，作用为伸腕。尺侧腕屈肌、桡侧腕屈肌、掌长肌均起自肱骨内上髁，分别止于豌豆骨、第2掌骨底、掌腱膜，作用为屈腕。

（三）韧带

腕关节共有4条韧带稳固腕关节，其中桡腕背侧韧带、桡腕掌侧韧带是维持腕关节稳定的主要结构；腕骨之间也均由韧带连接；腕桡侧副韧带、腕尺侧副韧带是稳定桡尺远端关节的主要结构；其中掌侧韧带最为坚韧，所以腕的后伸运动受限。

（四）血管

桡动脉自肱动脉分出后与桡骨平行下降，沿途分支支配前臂桡侧肌、鱼际肌、拇指、食指，并参与肘、腕关节网的构成。尺动脉自肱动脉分出后斜向内下行，经屈肌支持带的浅面入手掌，沿途分支支配除桡动脉支配以外的部位。

（五）神经

正中神经在前臂正中指浅、指深屈肌之间下行抵达腕部，沿途支配前臂前群屈肌，尺侧腕屈肌除外。尺神经在尺侧腕屈肌和指深屈肌之间，伴尺动脉下行，沿途主要支配尺侧腕屈肌。桡神经在桡神经沟下行，在肱骨外上髁的上方肱桡肌和肱肌之间分为浅、深两终支，沿途支配前臂伸肌。

（六）少儿腕关节解剖生理特点

少儿筋骨柔弱，腕关节发育不完善，6岁时8块腕骨才发育，11～13岁完全骨化，掌骨、指骨在9～11岁完成骨化，关节囊薄，肌肉韧带稳固性、耐受力差。同时各个部分的肌肉发育也不均衡，粗大的肌肉发育较早，细小的肌肉发育较晚。7岁入学时，上臂和前臂的粗大肌肉已发育，能够做出各种运动，但腕部的细小肌肉还不能做精细运动，8～12岁，逐渐准确和多样化；加之少儿生性好动，摔倒、不正确用力或间接暴力作用于腕部，可导致腕关节扭伤。

四、指

（一）手部骨骼

手部骨骼包括8块腕骨、5块掌骨和14块指骨。

（二）手部关节

手部关节包括桡腕关节、腕骨间关节、腕掌关节、掌骨间关节、掌指关节和指骨间关节。

（三）手部肌肉

手部肌肉分布在手掌面，分为外侧、中间和内侧三群。

外侧群有4块肌，可使拇指做屈、收、对掌等动作。内侧群有3块小肌，可使小指做屈、外展和对掌等动作。中间群共11块，包括4块蚓状肌和3块骨间掌侧肌以及4块骨间背侧肌。蚓状肌可屈第2～5掌指关节，伸手指指间关节。骨间掌侧肌可使第2、4、5指内收。骨间背侧肌可使第2、4指外展和第3指左右倾斜。如果骨间掌侧肌群瘫痪，则手指夹纸无力。

（四）少儿手指部解剖生理特点

少儿脏腑娇嫩，形气未充，在生长发育期关节、筋膜、滑膜囊、腱鞘尚没有完全发育成熟，手指关节窝较浅，关节囊松弛，周围韧带不稳固，在生长发育期间长期不正确的手部动作或受到外力易造成骨、关节、肌肉挫伤及屈指肌腱损伤。

五、辅助装置

肌肉的辅助装置有筋膜、滑膜囊和腱鞘等，这些结构有保护和辅助肌肉活动的作用。

筋膜分为浅筋膜和深筋膜。浅筋膜位于皮下，由疏松结缔组织构成，其内含脂肪、浅静脉、皮神经以及浅淋巴结和淋巴管等。此筋膜有维持体温和保护深部结构的作用。深筋膜位于浅筋膜深面，由致密结缔组织构成，遍于全身且互相连续。深筋膜包被肌或肌群、腺体、大血管和神经等形成筋膜鞘。四肢的深筋膜，伸入肌群之间与骨相连，分隔肌群，称肌间隔。

滑膜囊为一密闭的结缔组织扁囊，内有少量滑液。其大小由直径几毫米至几厘米，有的独立存在，有的与关节腔相通。多位于肌腱与骨面之间，可减少两者之间的摩擦，促进肌腱运动的灵活性。

腱鞘为两层。外层为纤维层，由增厚的深筋膜和骨膜共同构成，呈管状并附着于骨面，它容纳肌腱并对其有固定作用。内层为滑膜层，由滑膜构成，呈双层筒状，又分脏、壁两层。脏层紧包于肌腱的表面；壁层紧贴于腱纤维鞘的内面。脏、壁两层之间含有少量滑液，这两层在肌腱的深面相互移行的部分，称腱系膜，内有血管、神经通过。腱鞘可起约束肌腱的作用，并可减少肌腱在运动时与骨面的摩擦。

第二节 肩关节脱位

肩关节脱位是指因间接暴力导致肱骨头关节面与肩胛盂脱离正常位置的一种常见的筋骨异常疾病。临床以肩关节部肿胀、疼痛以及肩关节活动障碍等为主要表现。由于少儿形气未充，筋骨柔弱，容易受间接暴力影响，导致关节脱位，常在少儿摔倒时掌和肘着地而发生。少儿肩关节脱位发生后应尽快采用手法复位，如在初期治疗不当，可引发习惯性脱位，严重影响以后肢体活动，给日常生活、学习等带来很大不便。少儿推拿可以滑利关节，理筋整复。手法复位是治疗本病症的主要方法。

【病因病机】

肩关节脱位多由间接暴力所引起，常发生于下列情况：跌倒时，上肢处于外展、外旋位，手掌或肘部着地；臂上举时，上臂上段突然受到暴力的打击；跌倒时，肩部直接着地。

根据肱骨头脱出的位置，可分为前脱位和后脱位。

（一）前脱位

少儿肩关节前脱位较多见，多因间接暴力所致，如跌倒时，上肢处于外展、外旋位，手掌或肘部着地支撑体重，外力沿肱骨头纵轴传导，肱骨头向肩胛下肌与大圆肌之间的薄弱部冲击，将关节囊的前下部顶破，向前下脱出，形成前脱位。肱骨头被推至肩胛骨喙突下，形成喙突下脱位。当暴力较大时，肱骨头可被推到锁骨下，形成锁骨下脱位。

（二）后脱位

少儿肩关节后脱位临床较为少见。在肩关节前方受到冲击时，可使肱骨头向后冲破关节囊形成或当上肢处于屈曲内收位跌倒时，肘部或手部着地，暴力沿肱骨向上传导，将关节囊后壁顶破，肱骨头脱出，形成后脱位。

少儿肩关节脱位除与间接暴力相关以外，与本身关节的构造以及少儿生长发育特点也有密不可分的关系。肩关节由肩盂和肱骨头构成，肩盂小而浅，肱骨头呈半球形，其面积为肩盂的4倍。肩关节囊薄弱松弛，活动范围大，易发生脱位。加之少儿形气未充，生长发育尚不成熟，脏腑功能尚弱，以致筋骨柔弱，肌肉耐受力差，所以当受到损伤后，容易出现肩关节脱位。

【临床表现与诊断】

（一）症状

肩部肌肉、韧带撕裂样疼痛，有明显肿胀并且活动时疼痛加重，患侧肢体活动功能丧失。

（二）体征

1. 方肩畸形　由于肱骨头脱出移位，肩峰下空虚、肩峰高隆、肩部失去丰满的外形，而呈方肩。在盂下、喙突下或锁骨下等处可触及移位之肱骨头。

2. 伤肢缩短或略长　注意与健侧上肢对比检查。伤侧上臂长度（从肩峰至肱骨外上髁），盂下脱位时伤肢略长；肱骨头脱至喙突下或锁骨下时，则伤肢略缩短。伤侧肩部略低于健侧肩部。

3. 搭肩试验（又称杜加氏征）阳性。

4. 直尺试验阳性。

5. 被动活动时，肩部疼痛加重，并有弹性固定感。

（三）病史

多有典型的外伤，或既往有肩关节脱位史。

（四）X线检查

X线检查可明确移位之肱骨头与肩胛骨关节盂的异常关系，并可发现或排除骨折。

【推拿调理】

本病的调理以推拿治疗为主，辅以保健调理。

（一）推拿治疗

[治疗原则] 舒筋，通络，复位。

[施术部位] 肩部。

[基本手法] 按压、揉、屈伸旋转、牵引。

[手法操作] 手法操作分常规手法和复位手法。

1. 常规手法　施复位手法前，先用拇指按压伤侧天鼎、缺盆穴各1～2分钟，可有麻醉止痛作用。

2. 复位手法

（1）足蹬手拉复位法　患儿仰卧位，伤肢靠近床沿。术者立于伤侧，双手握伤肢腕部，并用一足跟（右侧脱位用右足，左侧脱位有左足）抵住伤肢腋窝部，另足站稳于地面。握腕之双手将伤肢外旋并轻度外展（30°～45°），沿其纵轴方向缓慢而有力地牵拉；继之，将伤肢徐徐内收、内旋，利用足跟作为杠杆的支点，将肱骨头挤入关节盂内，当有滑动及回纳感觉时，复位即告成功。在足蹬时，不可用暴力，防止损伤腋部的神经和血管。

（2）屈肘旋转复位法　以右侧前脱位为例。患儿取坐位，需一助手固定其肩部。术者立于伤侧，用右手握住伤肢腕部，左手握住肘部，将肘关节屈曲90°，沿肱骨纵轴牵引，逐渐将上臂外展、外旋，使肱骨头转到关节盂的前缘；继而，在牵引下沿前臂纵轴逐步内收上臂，使肘部与胸前壁接触，肱骨头由关节盂的前缘向外移，将关节囊的破口张开，然后将上臂内旋，使手搭于对侧肩部，并迅速向外上方推送肘部，肱骨头即可通过张开的关节囊破口滑入关节盂内。

此法应力较大，多在其他手法失败后应用。操作时要注意轻、缓、稳，因肱骨颈受到相当大的扭转力量，用力过猛可引起肱骨外髁颈螺旋骨折，施手法时更应谨慎。

（3）牵引推顶复位法　患儿仰卧位，助手两人（一助手用宽布带围绕伤侧腋胸壁斜向健侧肩部，另一助手握伤肢腕部）做对抗牵引，在伤肢由外展90°内收至50°或40°时，术者立于患儿健侧，双手拇指贴紧肱骨头（多指分别固定于肩峰及肩胛骨背侧）。用力向后外上方推顶，此时，握腕之助手在牵引下将伤肢内收、内旋，前脱位即可整复。

（二）保健调理

肩部保健推拿可以行气活血，促进肩部血液循环，改善肌肉、韧带的血液供应，增强肌肉活力，使肩部活动灵活。

［调理原则］舒筋通络，行气活血。

［施术部位］颈肩部。

［基本手法］拿揉、搓法、点按、叩击。

［操作时间］每次15～20分钟；每周2～3次。

［手法操作］少儿取坐位或俯卧位，保持肩部自然放松，术者站其一侧或身后。

1. 以拇指和食、中指相对用力，拿揉肩井穴处的筋腱，双手可同时或交替拿揉，持续2分钟。

2. 以侧掌搓法自一侧肩井穴开始，经项根部向上搓至风池穴处，自大椎搓至风府穴，反复施术5分钟。

3. 双手拇指螺纹面或指端着力，分别按压少儿颈项及肩部的风池、风府、大椎、肩井、秉风、曲垣、天宗等穴各1分钟。

4. 在肩部做叩击法，力度要均匀，以受术者酸胀为度。

【辅助调理】

［中药治疗］在专科医师指导下辨证论治。脱位早期宜活血祛瘀、消肿止痛，可内服舒筋活络丸、活血止痛丸等；中期宜强壮筋骨，可内服强筋健骨丸等；后期体质虚弱者，

宜补益气血，可内服八珍丸等。

［敷贴疗法］活血散、消肿止痛膏、舒筋活络膏等。

［熏洗疗法］上肢损伤洗方：伸筋草 15g、透骨草 15g、荆芥 9g、防风 9g、红花 9g、千年健 12g、刘寄奴 9g、桂枝 12g、苏木 9g、川芎 9g、威灵仙 9g。水煎熏洗。

【注意事项】

（一）预防

教育少儿在参与体育活动时，应注意自我保护，防止因运动剧烈或碰撞发生损伤。

（二）固定

上臂保持内收、内旋位，屈肘 60°，用颈腕吊带或三角巾将伤肢悬吊于胸前，并用绷带将伤肢上臂固定于胸壁 2～3 周。一般原则是年龄越小，固定时间越倾向于较长。固定期间，禁止肩关节外展、外旋活动。

（三）功能锻炼

固定期间可行肘、腕、手的功能锻炼，以及上肢肌肉的舒缩活动。去除固定后，开始肩关节功能锻炼同时进行按摩治疗。6 周内禁止做强力外旋动作，不要过早参加剧烈活动。

第三节　分娩性臂丛神经损伤

分娩性臂丛神经损伤又称"新生儿臂丛神经损伤"，指分娩过程中少儿肩颈部受到强力牵拉导致臂丛神经受损，以上肢完全或部分麻痹、功能障碍为特征的周围性神经损伤病症。典型表现为患肢松弛悬重于体侧，不能做外展、外旋及屈肘等活动，久之可导致肌肉萎缩。少儿推拿可以通经活络，行气活血，通过对皮肤周围感觉神经的刺激，使细胞活化旺盛，代谢加强，提高神经肌肉兴奋性，激发神经反射传导，使损伤的神经得到最大限度的恢复，还可以被动运动各关节以促进局部渗出物的吸收，解除粘连，防止关节囊挛缩及肌肉萎缩。因此，少儿推拿是治疗本病的最佳方法。

本病属中医学"痿痹"范畴。

【病因病机】

臂丛神经损伤与胎儿过大或胎位不正及宫缩乏力等导致的难产有关。婴儿出生时，助产人员过度用力牵拉新生儿上肢或者头部；或娩出肩时，使一侧颈部和肩部过度分离，均可造成臂丛神经的牵引和撕裂，这类损伤占臂丛神经损伤的大部分。臀位时，向侧方用力牵拉躯干和颈部使头部娩出难产，或滞产时受产钳挤压或外力牵拉均可造成臂丛神经损伤。常见于损伤第 5、6 颈神经所致的上臂麻痹；第 8 颈神经与第 1 胸神经损伤引起的前臂麻痹；臂丛神经束损伤所产生的全臂麻痹。

中医认为产伤、过度牵拉致筋脉损伤、血溢脉外不循常道而生瘀血为本病发生的主要原因。瘀而成痹，废而不用，肌肉萎缩，功能障碍。瘀血阻滞，经脉不通，筋脉失养而致上肢功能障碍。若难产暴露，初生时感受风寒湿邪，亦可致经脉痹阻，瘀血不得温化，而致筋脉失养，上肢痿痹失用。

【临床表现与诊断】

小儿臂丛神经损伤的发病主要是由于出生时产伤所致，多见于新生儿，应重点结合临床进行诊断。

（一）症状

以上肢完全或部分麻痹、功能障碍为特征，并且患肢松弛悬重于体侧，不能做外展、外旋及屈肘等活动。

（二）体征

1. 上臂麻痹　患肢下垂，肩不能外展，肘部微屈和前臂旋前。损伤第 5～7 颈神经，主要表现为腋神经、肌皮神经、肩胛上神经、肩胛背神经麻痹，三角肌、冈上肌、冈下肌、小圆肌、旋后肌、肩胛提肌、菱形肌等出现瘫痪或部分瘫痪，但手指活动正常。

2. 前臂麻痹　症状不明显，往往在出生后很长时间才会被发现。表现为患侧手大小鱼际肌萎缩，指深、浅屈肌肌力减弱，常有臂部感觉障碍。

3. 正中神经麻痹　手指不能屈曲，拇指不能对掌，肩、肘、腕关节活动尚可。

4. 尺神经麻痹　小指处于外展位，手指不能内收与外展。

5. 全臂型　全上肢完全瘫痪，感觉消失。患儿出生后即可发现，上肢不能自主运动，上肢温度略低，腱反射消失，一般上肢有内收、内旋的肌挛缩，尤以肩关节与指关节严重，并可出现前臂桡侧部感觉消失。

（三）病史

分娩过程中有臂丛神经损伤史，助产人员用力牵拉小儿上肢或躯干，难产、滞产时受产钳挤压造成其分娩时损伤。

（四）辅助检查

可借助肌电图检查明确臂丛神经损伤的分布及程度。

（五）诊断要点

1. 见于新生儿并有产程损伤史。
2. 出生后就有患肢下垂，肌力较弱，活动障碍或皮肤感觉的异常。
3. 需结合临床神经系统检查判定。

【推拿调理】

本病的调理以推拿治疗为主，辅以保健调理。

（一）推拿治疗

[治疗原则]通经活络，行气活血。

[施术部位]上肢部。

[基本手法]滚、按、揉、擦等手法。

[操作时间]每次15～20分钟；1日或2日1次。

[手法操作]

1. 拿揉颈夹脊 术者一手扶患儿前额，一手拇指与其余四指相对，拿揉颈夹脊3～5分钟，拇指指腹揉患侧颈5、6、7及胸1夹脊穴，每穴揉约30秒。

2. 按揉手三阴经和手三阳经 术者以拇指与其余四指相对用力从肩部向上肢远端依次按揉肩井、中府、云门、肩髃、肩髎、臂臑、小海、曲池、手三里、外关、合谷等穴约1分钟。

3. 弹拨极泉穴 术者一手扶患肢前臂，使之外展，另一手中指置于极泉穴，舒缓用力向外弹拨5～10遍。

4. 拿上肢 术者用拇指和其余四指相对用力，拿少儿上肢，自肩部至腕部，自上而下3～5遍。

5. 揉捻、屈伸五指 术者用拇指和食指分别揉捻患肢五指，同时屈伸五指3～5遍。

6. 运动关节 分别对肩、肘、腕关节运用摇法、屈伸法、旋转法各3～5遍。

7. 疏理上肢 术者用两手掌夹持少儿肩关节做搓揉，随后徐徐向下至手臂，改为前后搓转其上肢约1分钟。

（二）保健调理

促进局部血液循环，改善肌肉萎缩，通过对肌肉的刺激增强神经反射的兴奋性，促进上肢功能障碍的恢复。

[调理原则]行气活血，矫正畸形。

[施术部位]上肢部。

[基础手法]按揉、滚法、拔伸、扳法、擦法。

[操作时间]每次15～20分钟；1～2日1次。

1. 将患儿置于侧卧位，患肢朝上。医生用多指拿揉三角肌、肱二头肌和肱三头肌。要反复拿捏按摩。

2. 点揉中府、肩髎、肩井穴，再拿揉胸锁乳突肌、斜方肌，点揉颈中穴。

3. 将患儿置于俯卧位。轻揉背部1～7胸椎两侧膀胱经的1、2侧线，再搓摩肩背部，至皮肤红润为宜。

4. 多指拨揉肩部肌肉法：将患儿置于侧卧位，医生用多指拨揉冈上肌、冈下肌，点大椎、天宗、肩贞等穴位。

5. 揉颈部项韧带及两侧，点哑门、风池穴。

6. 上臂旋前、旋后运动法：医生用多指拨小圆肌、大菱形肌，做上臂旋前和旋后运动。

【辅助调理】

［中药治疗］四物汤加味（当归 6g、川芎 6g、熟地黄 6g、白芍 6g、络石藤 6g、忍冬藤 6g、桑寄生 6g），日服 3 次，每日 1 剂。

［针刺疗法］手阳明经穴为主，结合肌电图提示神经损伤的位置及程度，结合肌肉收缩的方向、损伤神经的走向及支配区域施行针刺。同时留针给予 TDP 照射疗法，使局部皮肤温度升高，加速血液循环，加快代谢物和病理产物的消除，提高肌肉的有氧代谢。

［其他疗法］神经肌肉治疗，根据患儿臂丛神经损伤的具体情况结合经络辨证，两个点状电极可分别置于肩前－曲池，肩贞－天宗，肩髃－肩井，每次 5～10 分钟，每天 1 次。

【注意事项】

（一）经常活动患肢手指，防止关节僵硬。
（二）手术后应遵照医嘱长期应用神经营养药物，促进神经再生。
（二）在神经再生过程中，可同时进行物理治疗。
（四）局部注意保暖，避免受寒。
（五）手法治疗宜轻柔，切忌粗暴过重，被动运动时，动作要协调。
（六）5 岁以后的残余畸形需手术矫正。

第四节　小儿桡骨小头半脱位

小儿桡骨小头半脱位是一种因前臂受到过度牵拉使桡骨小头从其正常解剖位置部分脱出所导致的以肘部疼痛及功能障碍为主要表现的筋骨异常病症。多发于 4 岁以下幼儿，如手牵拉少儿走路跌倒时、帮穿衣服时过度牵拉等均可导致本病的发生。当少儿发生本病时要及时给予治疗，若失治或护理不当可造成桡骨小头习惯性脱位。少儿推拿有调和气血、舒筋活络、理筋整复之功，对于本病症有很好的治疗效果。

本病属中医学"骨错缝""筋节伤"范畴。

【病因病机】

由于少儿桡骨头未发育完全，关节囊与环状韧带比较松弛，当少儿前臂被过度牵拉或在某一特定角度被牵拉时（如穿衣、跌跤或上楼梯时，肘部在伸直位受到牵拉力的影响），桡骨头可被环状韧带卡住，或桡骨头脱离了环状韧带，而不能自行恢复原位，即形成桡骨小头半脱位。脱位后，出现患侧肘部疼痛，功能障碍以及患儿哭闹不能屈肘、举臂等症状。

少儿脏腑娇嫩，形气未充。脏腑功能还未健全，气血偏于不足，机体筋脉失于温煦、濡养，或肝肾精气不足，以致筋骨柔弱，耐受力差，加之少儿缺乏自我保护意识，对外界危险因素缺少认识，又活泼好动，故少儿活动中容易出现间接暴力损伤，导致脱位。

【临床表现与诊断】

（一）症状

患侧肘部疼痛，前臂运动功能障碍，不能抬举，不愿活动患肢。

（二）体征

1. 桡骨小头部可能有压痛，但患侧肘部不会出现明显肿胀。
2. 患侧前臂置于旋前位，不肯做旋后动作。
3. 肱骨外上髁、肱骨内上髁及尺骨鹰嘴三者的位置无异常，也无明显压痛。
4. 患儿哭闹，不能屈肘、举臂，拒绝触动伤肢及拒绝检查。

（三）病史

有被牵拉的损伤史。

（四）X 线检查

若有明显外伤史者，应做 X 线检查，以排除桡骨头、桡骨颈及肱骨髁上骨折。

【推拿调理】

本病的调理以推拿治疗为主，辅以保健调理。

（一）推拿治疗

[治疗原则] 滑利关节，理筋整复。
[施术部位] 上肢部。
[基本手法] 牵引旋转复位法。
[手法操作]

1. 少儿取坐位，将少儿患肢逐渐屈肘至 90°。
2. 然后用一手握住患肢腕部上方，另一手把持肱骨下端和肘部，拇指放在桡骨小头外侧。
3. 然后快速地将前臂旋后，同时拇指下压桡骨小头。
4. 如感觉或听到桡骨小头部有一弹响声，即复位成功。
5. 复位成功后，伤肘疼痛即刻消失，前臂可上举，手能握物。成功后，一般不需要固定，可用颈腕吊带或三角巾悬吊前臂 2～3 天，避免牵拉少儿伤肢，防止再次脱位。

（二）保健调理

上肢部保健推拿可以行气活血、舒理筋骨、松解粘连、解痉止痛、促进上肢血液循环，改善肌肉、韧带的血液供应，增强肌肉活力，防止脱位。
[调理原则] 行气活血，壮体强筋。
[施术部位] 上肢部。

［基本手法］推抚、拿揉、点按、搓揉。

［操作时间］每次 15～20 分钟；每周 2～3 次。

［手法操作］少儿取仰卧位，或坐位，上肢放松，自然下垂。

1. 术者一手托住少儿腕部，另一手全掌着力，从腕部向上推抚至腋窝处，而后再向下推抚至腕部。左右手换位操作，反复施术 3 遍。

2. 一手拇指和其余四指相对用力，由肩至腕部，沿经脉循行或肌肉轮廓，拿揉上肢肌肉和腧穴。反复施术 3 遍。

3. 分别点按并轻揉曲池、手三里、内关、神门、合谷、劳宫等穴各 30 秒。

4. 双手夹持上肢，由肩部到腕部搓揉上肢肌肉。

【辅助调理】

［中药治疗］在专科医师指导下辨证论治。脱位早期宜活血祛瘀、消肿止痛，可内服舒筋活络丸、活血止痛丸等；中期宜强壮筋骨，可内服强筋健骨丸等；后期体质虚弱者，宜补益气血，可内服八珍丸等。

［敷贴疗法］活血散、消肿止痛膏、舒筋活络膏等。

［熏洗疗法］上肢损伤洗方：伸筋草 15g、透骨草 15g、荆芥 9g、防风 9g、红花 9g、千年健 12g、刘寄奴 9g、桂枝 12g、苏木 9g、川芎 9g、威灵仙 9g。水煎熏洗。

【注意事项】

（一）预防

要教育少儿在参与体育活动时，应注意自我保护，防止因运动剧烈或碰撞发生损伤。另外，家长在给少儿穿衣服时，应避免手部旋前位牵拉，应和衣袖同时拉扯。

（二）护理

复位后，一般不须固定，可嘱家长在 3 日内避免牵拉患儿伤肢，以防止复发，避免形成习惯性脱位。

（三）增强锻炼

完全恢复后，适当增加体育锻炼，增强少儿体质。

第五节 腕关节扭伤

腕关节扭伤是指因外力作用于腕关节使其活动超出正常生理解剖范围造成腕关节损伤的一种筋骨异常病症。临床以腕关节周围肿胀、疼痛、功能障碍为主要表现。由于少儿腕关节周围肌纤维韧性不足，韧带松弛，故在运动时不慎跌扑多易发生腕关节的扭挫伤。若失治或误治，则可经久不愈，甚至出现少儿腕关节活动度降低，持物受力功能障碍。少儿推拿可行气活血、消肿止痛、理筋整复、滑利关节，对本病症有较好的疗效。

本病属中医学"腕部筋伤"范畴。

【病因病机】

腕部结构复杂，软组织较多，活动频繁，由于少儿生性活泼好动，因此极易发生扭伤。

（一）由于不慎跌仆，或手背着地，或用力过猛，迫使腕部过度背伸、掌屈或扭转，超出腕关节正常活动范围，导致关节腔内负压将松弛的关节滑膜或韧带嵌夹于关节间隙，从而引起腕关节疼痛、屈伸不利等功能障碍。

（二）在运动时，腕关节过度屈曲和过度拉伸，导致运动腕关节的肌肉撕裂损伤，或其肌腱发生被动拉伤，而引起腕关节疼痛和功能障碍。

（三）磕、碰、撞、跌打等外力伤及前臂的屈肌或伸肌肌群，肌肉痉挛产生关节位置不正，引起腕关节疼痛，活动受限。局部的挤压、牵拉亦可造成供血不全，易诱发腕关节感染。

中医学认为，腕关节乃多气少血之节，筋多而长，肉少而薄，为手六经起循之处，故活动灵巧而有力。若因跌扑冲撞，牵拉扭转，致使筋脉受损，气血凝滞，引起腕关节局部筋脉气血损伤，气血运行不畅，瘀阻经脉，不通则痛，筋脉损伤日久，气血不能正常运行，筋脉失其濡养则肌筋活动功能受限。

【临床表现与诊断】

腕关节扭伤，多有明显的外伤史。伤后出现腕部无力，腕关节活动不灵。

（一）症状

腕关节扭伤是因各种外力作用于腕部，造成腕关节周围肿胀、疼痛、功能障碍为主要表现的症状。依其损伤的部位不同，其疼痛的表现也不一样。

1. 症状较轻者，一般无明显肿胀，疼痛不甚，握持力减弱，仅在大幅度活动腕关节时诱发疼痛或加重疼痛。严重扭伤，可见腕部肿胀、疼痛较重，不能活动腕关节或活动时疼痛加剧。

2. 桡骨茎突疼痛多为桡侧副韧带损伤；尺骨茎突疼痛多为尺侧副韧带损伤；腕部掌屈时疼痛或腕背伸疼痛，多为掌、背侧韧带损伤或屈、伸肌腱损伤。

（二）体征

1. 压痛　腕关节及周围压痛。
（1）腕背侧韧带与伸指肌腱损伤，压痛点在腕背桡侧。
（2）腕掌侧韧带与屈指肌腱损伤，压痛点在腕掌桡侧。
（3）腕桡侧副韧带损伤，压痛点在桡骨茎突处。
（4）腕尺侧副韧带损伤，压痛点在尺骨小头处。
2. 活动受限　腕关节活动功能受限。
（1）腕背侧韧带损伤，腕关节掌屈疼痛，活动受限。
（2）腕掌侧韧带损伤，腕背伸时疼痛，活动受限。

（3）腕桡侧副韧带损伤，腕关节向尺侧偏斜时疼痛，活动受限。

（4）腕尺侧副韧带损伤，腕关节向桡侧偏斜时疼痛，活动受限。

（三）病史

有明确的腕关节扭挫伤史。

（四）辅助检查

X线腕关节摄片可排除无移位或移位不明显的腕部骨折。MRI腕关节检查可以发现隐匿性骨折、腕部韧带撕裂等，使诊断更加明确。

【推拿调理】

本病的调理以推拿治疗为主，需注意的是：一般在急性损伤期（24～36小时内）不宜做推拿治疗，急性期过后应尽早实施推拿治疗，手法应轻巧柔和，以促进瘀血消散；后期手法以弹拨、松解手法为主，可松解粘连，促进关节功能恢复。

［治疗原则］活血祛瘀，消肿止痛，正骨理筋，滑利关节。

［施术部位］患侧腕关节。

［基本手法］按揉擦摇、牵引拔伸、屈伸环转等。

［操作时间］每次10～15分钟；1日或2日1次。

［手法操作］以手法、固定治疗为主，配合药物、练功等方法治疗。

1. 手法治疗

（1）点穴法　在伤处附近选用相应经络上的适当穴位，如尺侧掌面，可选手少阴经的少海、通里、神门等穴；桡侧背面，可选手阳明经的合谷、阳溪、曲池等穴；桡侧掌面，可选手太阴肺经的尺泽、列缺、太渊等穴。其他部位同上选法，选好穴位后用点按法使之酸胀得气，以疏通经气，促使经络气血畅通。

（2）揉拨法　在伤处周围向上、下、左、右用揉法3～5分钟，以使凝滞消散，改善血液循环。同时配合拿法并沿肌肉组织做垂直方向的轻柔弹拨约1分钟。

（3）摇腕关节　在拔伸的情况下，被动地使腕做绕环、背伸、掌屈、侧偏等动作，以恢复正常的运动功能。

（4）擦腕法　用擦法治疗局部，以透热为度。

（5）急性损伤后期和慢性劳损　由于疼痛和肿胀较轻，运用以上手法时，要相应加重，活动幅度逐渐加大，以解除痉缩，松解粘连。改善关节活动，手法操作要注意力度。

2. 固定方法　腕关节扭挫伤后应将腕部制动休息。损伤严重者，可用石膏托或石膏管型将腕关节固定在功能位，2～3周后去除外固定，或改用布绸带或护腕保护。

3. 练功活动　伤后24小时疼痛缓解，可做手指伸屈活动。3～5天后疼痛减轻，应用力做握拳及手指伸展活动。去除外固定后，进行腕关节屈伸及前臂旋转活动。练功活动应以不加重腕部的疼痛为度。

【辅助调理】

［中药治疗］中药治疗用于活血化瘀、消肿止痛，在专科医师指导下选择应用桃红四

物汤加减。

　　［敷贴疗法］适用于腕关节扭伤初期肿胀疼痛患儿。可选用消肿散、定痛膏；亦可在专业医师指导下辨证施治使用中药敷贴剂。

　　［熏洗疗法］伸筋草30g、透骨草30g、红花15g、当归尾15g、牛膝20g、苏木10g、艾叶12g、花椒12g、甘草10g、制乳香15g。水煎熏洗。

　　［针刺疗法］取腕部阿是穴及合谷、内关、外关、列缺等进行针刺，急性期采用强刺激，以酸麻感得气为佳：对于久病、病情较轻者，采用轻刺激，使用平补平泻法。

　　［物理疗法］损伤24小时内可采用冷敷治疗。3天后可以选用微波、超短波或中药离子导入等方法治疗。

【注意事项】

　　（一）注意局部保暖，避免寒冷刺激。

　　（二）手法治疗期间，应适当减少腕部活动，可用"护腕"加以保护。

　　（三）急性损伤施手法后，用绷带软固定3～5日。

　　（四）慢性损伤可配合中药熏洗及热敷，加强腕关节的功能锻炼。

　　（五）排除骨折、脱位、肌腱完全断裂后才能进行推拿治疗。

第六节　腕部腱鞘囊肿

　　腕部腱鞘囊肿是由于腕部积累损伤引起腱鞘内含有浓稠冻状黏液的囊性肿物性筋伤病症。少儿由于筋骨未坚、气血未充，在受到外力刺激或长期过度活动（如玩电子产品、学习钢琴、写毛笔字等），致使筋膜受损、气血瘀阻，引发本病。少儿推拿能够理气活血，通络止痛，破裂囊壁，消散积液，去除肿物，修复筋膜，达到治愈本病症目的。

　　本病属中医学"腕筋结""腕筋瘤""筋聚""筋结"等范畴。

【病因病机】

　　腕部腱鞘囊肿是发生在腕关节或腱鞘周围的半球状囊性而且有弹性的肿块，内含胶冻样物质。病因尚不清楚，多为劳累或急、慢性外伤后引起关节囊或腱鞘中多余的结缔组织发生黏液样变性所致。可能与某些系统免疫疾病或者感染有关；一些长期重复活动关节的运动如打羽毛球或长时间使用鼠标等都会引发或加重此病。

　　囊肿的外层为较坚韧的纤维结缔组织，内层系类似滑膜白色光滑的内皮膜覆盖，内容物为淡黄色澄清的胶状黏液。部分患儿的囊肿基底部比较广阔，并与关节囊或腱鞘相通。经过长期的慢性炎症刺激，囊壁逐渐增厚变硬，甚至达到与软骨硬度相似的程度。囊肿可嵌顿于关节间隙，突出于关节或腱鞘附近的皮下，形成半球形的隆起，因其外形像瘤，故又称之为"筒瘤"。日久与周围组织发生粘连，经久不愈而引发本病。

　　中医认为本病系外伤筋膜，邪气所居，郁滞不畅，水液积聚于骨节经络而成。造成本病的原因主要是患部关节积劳损伤、外伤筋脉扭伤等致筋脉不和、气血运行不畅，阻滞于筋脉络道筋脉拏结而成。

少儿由于脏腑娇嫩、形气未充、腠理疏松、筋骨未坚、经脉如丝，在受到外力损伤后继续使受伤部位发生劳损，或因一些过度的活动，较成人更容易使腕部受损，筋脉阻滞不通，水液集聚，而引发本病。

【临床表现与诊断】

（一）症状

1. 本症的主要表现是局部有一个发展缓慢的半球形包块凸起。

2. 病人感觉囊肿局部轻度酸胀、疼痛，腕手部无力。患部远端出现软弱无力感者，提示囊肿与腱鞘相连所致。但亦有部分病例，无任何不适感，仅觉是一种累赘，不美观。但腕部活动过度（由于内压加大），可出现酸胀无力感。

3. 检查囊肿触之表面光滑与皮肤无粘连，早期质软有轻度波动感；后期因纤维化改变，而显得小而坚硬，用力按压时则有酸胀感，或向囊肿周围放散性疼痛。若囊肿生长于小鱼际近端或腕管内，可压迫尺神经或正中神经，则出现相应部位的肌肉麻痹或感觉异常。

（二）体征

关节背侧处可见一凸起肿物，活动度差，触之疼痛，腕部活动疼痛，末梢血液运行及感觉尚可。

（三）病史

1. 有手腕关节受伤病史。
2. 有经常参加乒乓球、羽毛球等体育活动，使腕部过度活动的病史。
3. 有手腕长期过度持重病史。

（四）X 线检查

X 线摄片示腕关节无改变。

（五）其他检查

B 超检查可以确定腱鞘囊肿的性质。

【推拿调理】

本病的调理以推拿治疗为主。
［治疗原则］活血化瘀，理筋散结。
［施术部位］囊肿局部及其周围。
［基本手法］按压法、叩击法、理筋法。
［手法操作］

1. 按压法　将患儿腕部固定并掌屈，然后用右指将囊肿用力持续按压，直至挤破囊肿。本法适用于一般囊肿。

2. 叩击法 将患腕平置于软枕上，腕背向上并略呈掌屈。医生一手握患手维持其位置稳定，另一手持换药用弯盘或叩诊锤，用力迅速而准确地向囊肿叩击，往往一下即可击破，如囊肿坚硬一次未击破时，可加击一两下。本法适用于囊肿大而坚硬者。

3. 理筋法 对于发病时间短，囊壁较薄，囊性感明显者，可用按压法压囊肿。将腕关节掌屈，使囊肿固定和高凸，术者用双手拇指压住囊肿，并加大压力挤压，使之囊壁裂。捏破后局部按摩，以便囊内液体充分流出，散于皮下。但部分患儿仍可复发。因此应减少腕部的活动，经常进行腕部保健推拿，定期复查，避免复发。

【辅助调理】

［练功疗法］手法治疗 24 小时后，疼痛减轻即可练习腕、指活动，包括伸、屈腕及各指，旋转前臂等功能锻炼。

［药物治疗］囊壁已破，囊肿变小，局部仍较肥厚者，用茴香酒或万应膏，使肿块进一步消散。

［针刺推挤按揉法］皮肤消毒后，用毫针刺破囊壁（周刺、斜刺或顶刺）后，再用双拇指强力推挤，然后加以按揉，囊肿即可消散，本法适用于质硬、较小而扁平的囊肿。

以上手法使囊肿消散后，随即加压用绷带包扎固定 3 日。

【注意事项】

（一）避免诱发因素

不要剧烈活动腕部，避免腕部过度活动；避免冷水刺激，以免加重病情。

（二）日常调养

1. 用热水洗手 在劳累后应用热水对患处进行冲洗，使局部气血通畅，可促进血液循环。进行自行按摩后关节疼痛不适，适当活动关节，并由浅入深进行自行按摩。

2. 旋转手腕关节 可以做一些温和的手部运动以缓解疼痛。旋转手腕是简单的运动之一。转动手腕约 2 分钟，可以运动所有的腕部肌肉，恢复血液循环，并消除手腕的弯曲姿势。

3. 调整心态 患病期间应调整心态，积极配合治疗。

第七节　屈指肌腱腱鞘炎

屈指肌腱腱鞘炎是指由于手部过劳或寒湿之邪侵袭等因素损伤屈指肌腱的一种筋骨异常病症。临床以手掌部疼痛、压痛和患指屈伸活动受限为主要表现。在受伤手指做被动伸展时会听到弹响声，所以又称"弹响指""扳机指"。成人由于局部劳作过度，积劳伤筋，或受寒凉，气血凝滞，气血不能濡养经筋则发病。少儿形气未充，筋骨生长全而未壮，关节发育尚未完善，长时间玩手机、电脑等电子设备更容易使屈指肌腱积累损伤而诱发此病症。少儿推拿可活血化瘀、疏通经络、消炎止痛，使其屈指肌腱功能恢复正常。

本病属中医"筋伤"范畴。

【病因病机】

本病常发生于拇长屈肌肌腱或指屈肌肌腱的掌骨头处。掌骨头的掌侧面正是屈指肌腱骨性纤维管的近端开口部，整个肌腱的滑动部分在其周围均有滑动的腱旁膜。屈指肌腱通过狭窄的腕管，从掌部进入手指部分即在纤维管内滑动，尤其纤维管的开口部最为狭窄。由于少儿筋骨全而未壮，关节发育尚未完善，以下几种原因均会导致局部受损，表现为病变处纤维管水肿，继而纤维化，鞘管增厚，管腔形成环形狭窄，甚至出现鞘管的软骨变性及钙化，病变处肌腱呈梭形膨大，色暗黄，失去原有光泽，当膨大之肌腱被狭窄之腱鞘所嵌顿，则屈伸受限。若勉强用力，主动或被动屈伸时，膨大的肌腱挤压狭窄之腱鞘发生弹拨动作及响声，当肿大之肌腱不能通过时，患指则不能屈伸，即闭锁卡压。本病的主要病因如下：

（一）手指频繁的屈伸活动，使屈肌腱与骨纤维管反复摩擦、挤压，使局部活动过度，伤及经脉，如少儿长时间玩手机、电脑等。

（二）感受寒凉，气血凝滞，气血不能濡养经筋则发病。

（三）长期用力握持硬物，如少儿不正确的握笔姿势等，使骨纤维管受硬物与掌骨头的挤压，致骨纤维管发生局部充血、水肿、无菌性炎症，继之纤维管变性，使管腔狭窄，指屈肌腱在狭窄的管腔内受压而变细，两端膨大呈葫芦状。

【临床表现与诊断】

（一）症状

本病起病慢，初期症状为早晨醒来患指发僵、疼痛，伸屈困难，活动后减轻。严重者患指疼痛，不能屈伸，需健手帮助才能伸直并伴有弹响声。

（二）体征

检查可在患指掌面的掌骨头处触及因腱鞘肥厚而出现的硬结，压痛明显。用一手拇指放于患指掌指关节的掌面，余指置之背侧，嘱患儿屈伸伤指，可触及肌腱的膨大部在皮下滑动或有弹动感（或闻及弹响声）。如管腔严重狭窄，则膨大部不能通过，也就触及不到肌腱的滑动，但有压痛，手指末节不能全屈与伸直。

（三）病史

少儿有长期玩手机、电脑等电子设备史；手指有慢性积累性损伤史；有感受寒凉症状会加重史。

（四）X 线检查

X 线检查无异常发现。

【推拿调理】

本病的调理以推拿治疗为主。

[治疗原则] 疏经活络，活血化瘀，消肿止痛。

[施术部位] 患指部。

[基本手法] 按揉捻搓、拔伸牵引、摇动旋转。

[操作时间] 每次 15～20 分钟，1 日 1 次，1 周为 1 个疗程。

[手法操作] 按以下 5 个步骤施术。

1. 捻搓患指 术者用拇、食两指指腹捻搓患指，以局部微微发红发热为度。

2. 按揉穴位 术者用拇指指端按揉阿是穴及合谷、太渊、劳宫等穴各 1 分钟。

3. 按拨肌腱 术者用拇指指端在患处由轻到重按拨肌腱 1～2 分钟。

4. 拔伸牵引 术者左手托住患侧腕部，另一手食、中两指屈曲夹住其患指从指根向指端理抹，做拔伸牵引 1～2 分钟。

5. 摇动患指 术者用一手固定患侧腕部，另一手拇、食两指捏其患指顺时针方向回旋摇动掌指关节 6～12 次。

【辅助调理】

[熏洗疗法] 外用药可用海桐皮汤煎水熏洗。

[敷贴疗法] 疼痛甚者可在局部痛处敷用消瘀止痛药膏，起消瘀止痛的作用，或者敷贴温经通络膏、舒筋药水涂擦患处。也可在痛点贴用中药磁贴膏。

[针灸治疗] 在米粒状结节部及周围痛点，均可做针刺，隔日 1 次。

【注意事项】

（一）少儿注意不要长时间玩手机、电脑等电子设备，若时间过长可揉搓手指和手腕，再用热水泡手。

（二）少儿在冬季注意手部保暖，禁止赤手玩冷水和雪，防止手部受寒。

（三）轻握拳，然后张开，将手指伸直。如此反复练习有助于缓解刺痛。

第八节　指关节挫伤

指关节挫伤是指因外力使手指关节过度背伸、掌屈或扭转，导致指关节的侧副韧带、关节囊或关节软骨损伤的少儿筋骨异常病症。临床以指关节肿胀、疼痛、屈伸活动明显受限为特征。若不及时治疗还可导致骨关节炎，甚至发生永久性功能障碍，给少儿生活与学习带来严重影响。少儿推拿可舒筋活血、疏通经络、消肿止痛、理筋正骨，是本病症的首选疗法。

本病属中医学"筋伤""筋节伤"范畴。

【病因病机】

指关节挫伤时，常有指间关节的暂时性半脱位或撕脱性肌腱的挛缩、变性，引起关节囊及韧带增厚，呈棱形肿大，严重者关节可发生永久性功能障碍，甚至导致骨关节炎。由于少儿形气未充，筋骨生长全而未壮，关节发育尚未完善，不良的活动姿势均可导致指间关节的侧副韧带、关节囊、单侧或双侧侧副韧带软组织纤维损伤、断裂，并可伴有关节囊脱位及撕脱骨折。常见有以下两种原因。

（一）少儿在体育活动中如打篮球手指受到骤然的侧方打击。

（二）少儿在玩耍过程中或不慎摔倒使指关节因外力呈过度背伸、掌屈或扭转。

【临床表现与诊断】

（一）病史

有明显外伤史，多发于少儿。

（二）症状

伤后关节肿胀、疼痛、屈伸活动明显受限。侧副韧带断裂者，有侧方成角畸形，手指关节凸向伤侧。

（三）体征

指关节伤侧有压痛，被动侧向活动时疼痛增剧。侧副韧带断裂者，指关节不稳，出现侧向运动明显。少数病例可伴有关节边缘的撕脱骨折，骨折片可进入关节腔内。

（四）X线检查

X线检查可提示关节变化情况，有利于确定诊断。

【推拿调理】

本病的调理以推拿治疗为主。

［治疗原则］祛瘀，消肿，止痛，理筋。

［施术部位］患指部。

［基本手法］推揉、按拨、拔伸牵引、旋转。

［操作时间］每次 15 ～ 20 分钟，1 日 1 次，1 周为 1 个疗程。

［手法操作］关节囊及侧副韧带损伤或伴有撕脱性骨折者，采用下列步骤手法处理。

1. 拔伸旋转屈伸法　患儿取坐位，术者用一手拇、食指捏住伤指近节固定，另一手拇、食指捏住伤指末节用力向远端拔伸牵引，并轻柔地旋转、屈伸受伤关节，使患指关节间隙增宽，把卷曲或回缩的关节囊及侧副韧带拉开、拉平。

2. 推揉两侧理筋法　术者在一手维持牵引的情况下，用另手拇指在受伤关节两侧，做由轻到重的推、揉理筋手法，如受伤指关节已伸直，即为理筋手法成功。

3. 固定患指　若侧副韧带断裂者，可用胶布把伤指与邻指一起固定，若伤在拇指两侧、小指尺侧或食指桡侧者，应在伤侧放一小夹板，再用胶布固定。3～4周后开始功能锻炼或手法按摩治疗。

【辅助调理】

［熏洗疗法］消瘀膏熏洗。组成：大黄1份、栀子2份、木瓜4份、蒲公英4份、姜黄4份、黄柏4份。水煎熏洗患指。

［敷贴疗法］疼痛甚者可在局部痛处敷用消瘀止痛药膏、温经通络膏，或用舒筋药水涂擦患处。

【注意事项】

（一）治疗期间避免患指屈曲动作。

（二）固定解除后可热敷僵硬的患指，患指可做屈曲练习。

（三）禁止做猛烈屈曲活动，以免再度受伤。

（四）患指注意保暖，避免寒邪入侵。

（五）受伤早期局部不可施用手法及热敷，以免加重局部损伤。可冷敷以收缩血管，从而达到止血、止痛的作用。

第九章 下肢筋骨异常推拿调理

第一节 解剖生理

一、骶髂关节

（一）关节

骶髂关节位于骶骨的侧面与髂骨之间，是由骶骨和髂骨的耳状关节面相互结合所构成的滑膜关节。骶骨的耳状面可随骨盆的前倾与后仰。骶髂两骨的关节面上关节软骨凹凸不平，两侧参差不齐的关节面相互交错嵌插用以稳定关节。

（二）韧带

1. 骶髂骨间韧带 骶髂骨间韧带为众多短而坚强的纤维束，位于关节软骨之后，为骶髂后韧带所覆盖，纤维的方向杂乱，是两骨之间充填于关节后方与上方不规则间隙的主要连结结构。

2. 骶髂后韧带 骶髂后韧带为坚强的纤维束，从骶外侧崤向外斜至髂骨，加强关节后部。

3. 骶髂前韧带 骶髂前韧带为宽薄的纤维束，是关节囊前方增厚的部分，内侧起自骶骨盆面的外侧，向外止于髂骨耳状面的前缘和耳前沟。仅在关节上部存在，具有防止髂骨外旋的作用。

4. 骶结节韧带 骶结节韧带为一坚强的纤维束，起点较宽，一部与骶髂后韧带相融合，由髂后上棘和髂崤的后部向下止于坐骨结节，其附着处由坐骨结节沿坐骨支前延为镰状突。

5. 骶棘韧带 骶棘韧带呈扇形，甚为强韧，韧带的基底由骶尾骨的侧面向外止于坐骨棘，其后部为阴部神经所越过。

（三）骶髂关节的血液供应和神经支配

骶髂关节血液供应来自臀上动脉、髂腰动脉和骶外侧动脉的关节支，神经来自臀上神经的关节支和第 1～2 骶神经后支。

（四）少儿骶髂关节解剖生理特点

少儿期骶髂关节前、后两部无明显区别，关节间隙较宽，前后间隙宽窄一致，关节面小且较平滑，关节周围韧带相对松弛，这也是少儿骶髂关节脱位的生理基础。长期不良体位或急性扭伤可造成骶髂关节半脱位。

二、髋关节

（一）髋关节

髋关节由髋臼和股骨头构成。股骨头圆，髋臼窝深，全包股骨头；髋关节周围关节囊厚且坚固；关节腔内有股骨头韧带，连于关节窝与股骨头之间；髋关节可做屈、伸、收、展、旋内、旋外和环转运动。

（二）韧带

关节囊周围韧带多而强韧，分囊内和囊外两种，囊内有股骨头韧带营养股骨头，髂股韧带可限制髋关节过度后伸，并维持一定的紧张姿势；还可限制大腿过伸。耻股韧带可限制髋关节的外展和旋外。坐股韧带可限制髋关节内收及内旋。轮匝带可限制股骨头向外脱出。它们对维持髋关节稳定性有重要意义。

（三）肌肉

髋关节周围的肌肉可使髋关节做屈、伸、收、展等运动。

臀肌属髋肌的后群肌，主要位于臀部，作用于髋关节，包括臀大肌、臀中肌、臀小肌和梨状肌等。

臀大肌位于臀部皮下，其生理功能为中立位时有伸髋和外旋髋关节的作用，并可防止身体前倾，维持身体平衡。在屈髋位又有外展髋关节的作用。臀大肌挛缩后即失去了正常的伸缩性，臀大肌肌腱紧张受阻于大转子，髋关节需外展外旋放松紧张的肌腱才能完成屈髋动作。

臀中肌位于臀大肌深层，生理功能为使髋关节外展，并参与外旋及伸髋关节。站立式可稳定骨盆，从而稳定躯干，特别在步行中单腿着地期尤为重要。日常生活中的躯干活动如弯腰、直立、行走、下蹲等，臀中肌都起着很重要的作用。臀中肌挛缩后，髋关节伸直时由于大转子的阻碍出现内收受限。但屈髋时，臀中肌附着点随大转子的上移而向上，使挛缩中的臀中肌张力得到缓解。

臀小肌位于臀中肌深面，主要作用为外展髋关节，同时前部纤维有内旋及屈髋关节作用，并在骨盆倾斜中起到重要的作用。臀小肌挛缩后，可引起远距离型疼痛，常涉及髋部和腿部疼痛。

梨状肌位于臀中区深层，可使髋关节外展和外旋，同时有稳定髋关节的作用。

（四）血管与神经

髂腰肌的血液供应是旋股内侧动脉，受股神经支配；臀大肌的血液供应是臀上下动脉，受臀下神经支配；梨状肌血液供应是臀上下动脉，受臀上神经、臀下神经及第1、2骶神经支配；缝匠肌血液供应是股深动脉肌支和膝降动脉隐支，受股神经分支（腰2至腰3）支配；大腿内侧肌群包括耻骨肌、长收肌、股薄肌、短收肌和大收肌，其中内收长肌和短肌的血液供应是股动脉肌支，股薄肌是闭孔动脉，大收肌是股深动脉，耻骨肌是旋股内则动脉；大腿内侧肌群都受闭孔神经（腰2至腰4）支配；大腿后群肌有股二头肌、半腱肌和半膜肌，其血液供应是股深动脉和臀下动脉，受胫神经（腰5至骶2）支配。

（五）少儿解剖生理特点

少儿髋关节发育不成熟，其特点是髋臼之Y形软骨尚未愈合或三骨之间距离较大，髋臼与股骨头两者之间的距离较宽，加之关节囊松弛，周围韧带欠稳固；臀肌纤维细而薄弱，耐受力以及损伤后的修复能力都比较差；神经系统对疼痛刺激敏感。因此，容易受到内外因素影响而导致损伤。

三、踝关节

（一）关节

踝关节由胫、腓骨下端内、外踝之间的关节面与距骨上之滑车及其两侧关节面构成。胫骨下端的关节面呈凹形，后唇较长，可以防止胫骨向前移位；但内踝较短，仅覆盖距骨内侧四分之一的面积。腓骨下端关节面（即外踝内面），完全覆盖了距骨体外侧（外踝比内踝长而偏后）。距骨之顶面呈鞍状，与胫骨下端关节面相对应；外侧关节面呈三角形，与外踝关节面相符合，但略低于内侧逗点状关节面；距骨体前宽后窄，能阻止踝关节向前移位。

（二）关节囊

踝关节的关节囊前、后松弛，两侧紧张。

（三）韧带

踝关节两侧有韧带加强。外侧有3条独立的韧带，分别是位于前面的距腓前韧带、中间的跟腓韧带及后面的距腓后韧带。内侧为三角韧带。胫腓骨下端主要有胫腓前韧带、胫腓后韧带、骨间韧带及胫腓下横韧带，连结胫腓骨下端，形成牢固的踝关节窝。

（四）踝关节的活动特点

踝关节的主要功能是载重和背伸、跖屈活动。但与距下关节和跗间关节的活动合在一起，即成为能做旋转活动的"杵臼关节"。踝关节的正常运动和稳定，主要依赖于骨与韧带的相互调节作用。

（五）少儿踝关节生理特点

少儿的踝关节发育不完善，关节囊较薄，松弛，周围韧带稳定性稍差，当踝关节过度内翻和外翻时，容易造成踝关节扭伤。

四、足弓

足弓是由足骨以及足部关节、韧带和肌腱共同构成凸向上方的弓形结构。具有支持体重、缓冲减震、保持稳定性、产生推进力的功能。同时还有保持足底的血管和神经免受压迫等作用。

（一）足骨

足骨包括 7 块跗骨、5 块跖骨和 14 块趾骨。除距骨外，都是背宽底窄，把它们合并起来，自然形成了弓形结构。内侧纵弓较高，弹性较大，有缓冲震荡的作用，又称弹性足弓。外侧纵弓较矮，弹性较差，与维持直立有关，又称支撑足弓。

（二）关节

足部关节包括跗骨间关节、跗跖关节、跖趾关节和趾间关节。

跗骨间关节是跗骨诸骨之间的关节，以距跟关节、距跟舟关节较为重要。在运动时，跟骨与舟骨连同其余的足骨一起对距骨做内翻或外翻运动。

跗跖关节由第 1～5 跖骨与楔骨及骰骨构成，可做轻微的滑动与屈伸运动，并参与轻微的内收、外展运动。

跖趾关节为杵臼关节，可做屈伸及轻微的内收外展运动。

趾间关节可做屈伸运动。

（三）韧带

韧带是保持构成足弓各骨块间联系的重要组织。足背突出，负重少，韧带薄弱，跖侧负荷大，对足弓的维持也特别重要，故韧带肥厚坚强。跖长韧带连接跟骨和骰骨，跖短韧带连接跟骨和跖骨。跟舟跖侧韧带亦称弹力韧带，起自跟骨载距突部，止于舟骨底部，坚强而具有弹性，是防止距骨头下塌或内倾的重要结构。跖腱膜自跟骨结节起，向前分成五个腱条，止于屈肌腱鞘和跖骨头横韧带，维持纵弓，犹如弓弦。踝关节内侧三角韧带的胫跟韧带连接内踝和跟骨，防止其外翻。跟腓韧带由外踝至跟骨外侧面，位于腓骨长短肌腱的深方。主要作用是限制跟骨内翻。

（四）肌肉

胫骨前肌位于小腿前侧，起于胫骨外侧面上 2/3 和骨间膜，通过踝关节前内方，止于第 2 跖骨基底和第 1 楔骨内侧。提起足内缘，增高纵弓。胫骨后肌起自胫、腓骨和小腿骨间膜的后面，长腱经内踝后方到足底内侧，止于舟骨粗隆和内侧、中间及外侧楔骨，能维持足弓。腓骨长肌经外踝后外方、骰骨沟至足底，止于第 1 跖骨基底和第 1 楔骨跖侧，与胫前肌平衡合作时，如两条坚强的悬带，各自在足的内、外侧绕过足底，将足弓向上提起。腓肠肌起自股骨内、外上髁的后面，止于跟骨结节。能屈踝关节和膝关节；在站立时能固定膝关节和踝关节，防止身体前倾。

（五）神经

1. 胫神经 为坐骨神经本干的直接延续，在小腿三头肌深面下行，通过内踝后方至足底，分为足底内侧神经和足底外侧神经，支配小腿后群肌和足底肌。胫神经损伤主要表现为足不能跖屈，不能以足尖站立，足底内翻力弱。

2. 腓总神经

腓总神经自腘窝上角由坐骨神经分出后，沿股二头肌内侧缘向外下行，约 1/3 被该肌所覆盖。然后越过腓肠肌外侧头的后面，行于股二头肌腱与腓肠肌腱外侧缘之间的凹陷中，在该处直接与膝关节纤维关节囊相贴。腓总神经在腓骨头后面并绕过腓骨颈，与骨膜紧相贴近以后进入腓肠肌上、中，在该处分为腓浅神经和腓深神经。腓总神经损伤主要表现为足不能背屈，不能外翻，不能伸趾。

1. 腓浅神经 腓浅神经在腓骨长、短肌和趾长伸肌之间下行，发出肌支支配腓骨长、短肌。其主干行向下，在小腿中、下 1/3 交界处穿出深筋膜。分为内侧、外侧皮支，分布于小腿内侧、足背及除趾与第 2 趾毗邻缘以外的各趾皮肤。支配腓骨长短肌及足背皮肤，使足趾能背伸。

2. 腓深神经 腓深神经在腓总神经绕腓骨颈处，从腓骨长肌上部的深侧分出，穿过腓骨长肌，在趾长伸肌与胫骨前肌之间，与胫前动脉一起在小腿骨间膜前面下降至踝关节前方。沿途分支支配胫骨前肌、趾长伸肌、长伸肌和第三腓骨肌，并发关节支至踝关节。腓深神经在踝关节前方分为二终支：外侧支行于趾短伸肌深面，支配短伸肌、趾短伸肌、骨间背侧肌及附近小关节；内侧支，沿足背动脉外侧向前行至第 1 跖骨间隙，分布于第 1 跖间隙背面皮肤；在腘窝内腓总神经发出的腓肠外侧皮神经，和发自胫神经的腓肠内皮神经汇合成腓肠神经，分布于小腿后区。腓深神经支配伸拇长肌、伸趾长肌、第三腓骨肌、足部肌肉及足背皮肤，使踝关节背伸及外翻。

（六）少儿解剖生理特点

少儿足弓发育不完善，足部肌肉菲薄、稚嫩，肌纤维比较细，韧带耐受力差；关节囊、韧带松弛，稳固性差；神经位置表浅；如先天发育不良、后天负荷过大或因不正确的站立、行走姿势，长期受压使足部肌肉、韧带松弛无力，易受到损伤。

腓总神经较表浅，缺乏肌肉、韧带、肌腱等周围组织对它的保护，少儿一旦受到外伤、挤压、感染等因素的伤害，很容易受到损伤，加之少儿神经系统还未发育成熟，神经组织娇嫩，因此少儿腓总神经损伤临床较为多见。

第二节 骶髂关节半脱位

骶髂关节半脱位是因某种外力作用于骶髂关节致使关节偏移正常解剖位置而导致的一种筋骨异常病症，临床以下腰部一侧疼痛，下肢活动受限，行走困难为主要症状。常可由于咳嗽、喷嚏、系鞋带或弯腰取物等动作引起。若治疗不及时或失治误治可引起持续性的下腰痛。少儿推拿可松解损伤的肌肉韧带，整复脱位的关节，使骶髂关节位置与功能恢复正常。

本病属中医"骨错缝""筋节伤"范畴。

【病因病机】

扭转暴力是导致本病的主要原因。骶髂关节属滑膜关节，结构不十分稳定，在扭转或局部遭受直接、间接暴力时易引起韧带拉伤或错位，如弯腰、下蹲时搬物，下楼时踏空摔倒等。少儿由于骶髂关节面小且较平滑，关节周围韧带相对松弛，较易发生骶髂关节半脱位。若未能及时治疗，则可产生纤维变性、无菌性炎症，造成慢性下腰痛。

骶髂关节半脱位依据损伤时的机制不同分为前移位和后移位两种。

（一）前移位

当损伤发生在弯腰时，主要为附着于髂骨前侧的股四头肌紧张，向前牵拉髂骨，而骶骨向同侧旋后，两者牵引作用力相反，致髂骨向前移位。临床上前移位较少见。

（二）后移位

当髋关节屈曲、膝关节伸直发生损伤时，腘绳肌紧张，向后牵拉髂骨，而骶骨向对侧旋前，两者牵引作用相反，致髂骨向后移位，临床最为常见。

【临床表现与诊断】

（一）症状

骶髂关节半脱位后即感一侧下腰部、骶髂部与臀部疼痛。骶髂关节处和髂后上棘附近有明显的筋肉紧张、压痛，呈局限性、持续性钝痛，腰部活动受限。患儿躯干微向患侧侧屈，严重者患侧下肢不敢负重，可有跛行。站立、行走或扭转腰部时疼痛均加重。患儿常用双手支撑座位两侧，以减轻因负重引起疼痛加重。

（二）体征

1. 骶髂关节处有压痛和叩击痛。侧卧叩击髂前上棘外缘，可引起骶髂关节处疼痛。运动时可牵涉同侧下肢痛，但不过膝。

2. 两下肢不等长。

3. 骶髂关节半脱位检查：患儿取坐位，术者用双手大拇指指腹同时触诊髂后上棘下缘的位置，患侧较健侧偏下者即为后错位，反之为前错位。

4. 直腿抬高试验轻度受限；"4"字试验阳性；骨盆分离试验和挤压试验阳性。

（三）病史

患儿有外伤史。

（四）X线检查

正位片，可提示骨盆倾斜程度，显示骶髂关节面重叠影增宽或变窄。斜位片，显示伤侧骶髂关节凸凹不平的关节面排列紊乱，关节间隙增宽（与健侧相比）。

根据局部症状及体征，结合 X 线检查即可做出明确诊断。

【推拿调理】

本病的调理以推拿治疗为主。

［治疗原则］舒筋活血，理筋整复。

［施术部位］骶髂部及周围软组织。

［基本手法］㨰法、按揉法、拨揉法、擦法、扳法。

［操作时间］每次 15 ～ 20 分钟；1 ～ 2 日 1 次。

1. 常规手法　整复骶髂关节半脱位，是通过手法的作用，迫使髂骨向与原来引起脱位病例的相反方向旋转移动，达到"离而复合"之目的。理筋手法是整复骶髂关节的前提，故应加以重视。

（1）腰骶部㨰法　患儿俯卧位。术者立于伤侧，先用小鱼际㨰法在腰骶部及伤侧骶髂关节周围施术数分钟，以减轻筋肉紧张，缓解疼痛。

（2）腰骶部点穴法　术者用拇指按揉腰阳关、大肠俞、环跳穴等，各半分钟左右。

（3）拨揉骶髂关节法　术者用拇指指端拨揉骶髂关节及周围痉挛的软组织以松解痉挛。

（4）按揉骶髂关节法　术者用掌揉法在骶髂关节及周围施术约 5 分钟。

2. 整复手法　根据患儿骶髂关节错位的情况选取不同的调整整复类手法。

（1）整复向前错位的方法

①患儿健侧卧位，身体靠近床边，健侧下肢伸直，患侧屈膝屈髋，术者面对面站立，一手按住患肩向后固定其躯体，另一手按住患膝向前向下做最大限度的撬压，借助杠杆作用，可使骶髂关节错动而复位（图 9-2-1）。

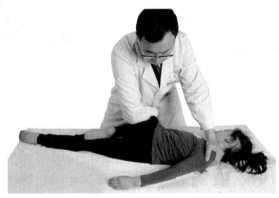

图 9-2-1

②患儿仰卧位，术者站于患侧，在做髋膝关节屈曲至最大限度的同时，用力向对侧季肋部顿压，然后于屈髋位做快速伸膝和下肢拔伸动作，反复 3 ～ 5 次（图 9-2-2-a、图 9-2-2-b）。

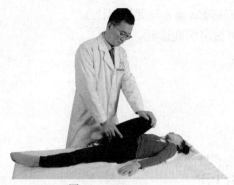

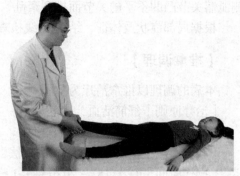

图 9-2-2-a　　　　　　　　　　　　　　　　图 9-2-2-b

（2）整复向后错位的方法

①患儿健侧卧位，健侧下肢伸直，患侧屈髋屈膝，术者站在身后，一手向前抵住患侧骶髂关节，另一手握住患侧踝部，向后拉至最大限度的同时，两手做相反方向的推拉（图9-2-3）。

②患儿俯卧位，术者站于健侧，一手向下压住患侧髂后上棘内侧，一手托起患侧下肢，两手对称用力，使患侧下肢后伸至最大限度，在下肢后伸扳动的同时，按髂后上棘内侧之手向外向上推动。此时，可听到关节复位的响声（图9-2-4）。

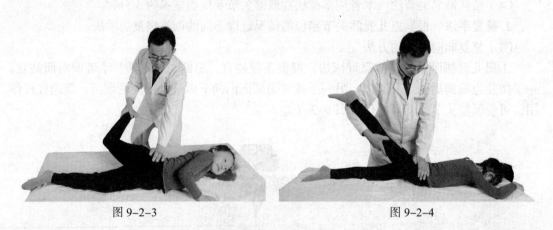

图 9-2-3　　　　　　　　　　　　　　　　　图 9-2-4

【辅助调理】

［中药外敷］在专科医师指导下辨证论治。初期外敷消瘀止痛药膏或外贴伤湿止痛膏，外搽红花油、正骨水等，后期外贴损伤风湿膏，亦可配合中药热熨患处。

［针灸疗法］取阿是穴、环跳、腰阳关、委中等穴，用泻法，强刺激，留针10分钟。

［物理疗法］选用超短波、磁疗、中药离子导入等方法配合治疗，以减轻疼痛、消除肿胀。

【注意事项】

（一）扭伤后48小时以内冷敷，禁止热敷。

（二）注意保暖，纠正不良姿势习惯，如跷二郎腿等，治疗期间宜多卧床休息，以利于损伤组织的修复，不宜坐矮板凳。

（三）加强骶髂关节功能锻炼，以利于骶髂关节的稳定性。前错位者宜做患肢正压腿锻炼，后错位者宜做前弓后箭式锻炼。

第三节　少儿髋关节疼痛综合征

少儿髋关节疼痛综合征是以髋关节疼痛和功能障碍为特征的一种筋骨异常病症。临床以髋关节周围疼痛、压痛、跛行甚至拒绝行走为主要表现。以单侧髋关节多见，双侧髋关节同时发病者甚少。若反复发作或治疗不当可能继发股骨头无菌性坏死。本病与外伤、非特异性炎症有关，多由扭伤、髋关节半脱位、髋关节炎、髋关节滑囊炎、滑膜炎等损伤引起，症状较为复杂，很难确定发病因素与发病机理，故本教材将其命名为少儿髋关节疼痛综合征。

少儿推拿手法可松解肌肉痉挛，理筋整复脱位，改善髋关节周围血液循环与组织代谢，消除炎症，缓解疼痛，有良好的治疗效果。

本病属中医学"筋伤""痹症"范畴。

【病因病机】

少儿髋关节疼痛综合征致病原因不是十分明确，很难确定其为外伤，还是体内因素所致。由于少儿生性活泼好动，加之少儿股骨头与髋臼的间隙较宽，一般认为以外在损伤居多。造成本病症的原因与机理主要与下列因素有关。

（一）少儿多有剧烈活动史或外伤史，如跳跃、滑倒、跳皮筋、摔跤、高处坠下、打球等使髋关节过度外展，或内收，或屈曲时，股骨头部分从髋关节内脱出，关节腔内负压将松弛的关节滑膜或韧带嵌夹于关节间隙，阻碍股骨头复位，而引起髋关节疼痛，不敢屈髋活动，跛行等功能障碍。

（二）少儿行走过多、疲劳过度，如跑步、跳远和其他需要做踢腿动作的运动项目时，髋关节过度屈曲和过度拉伸的动作中，易导致髋关节周围肌肉撕裂损伤，或其肌腱发生被动拉伤，而引起髋关节疼痛和功能障碍。

（三）少儿磕、碰、撞、跌打等外力伤及下肢的内收或外展肌群，肌肉痉挛产生关节位置不正，引起髋关节疼痛，活动受限。局部的挤压、牵拉亦可造成供血不全，易诱发髋关节感染。

（四）肥胖少儿易导致髋关节面长期负重，使关节软骨变形、磨损、承受压力的耐受性减少，引起髋关节的内旋和伸直活动受限等功能障碍。

（五）关节内膜为一种特殊分化组织，对物理的、机械的、化学的、生物的刺激反应敏感而剧烈。一般外伤、感染、病毒等均可对关节内膜产生刺激作用，引起关节内血管扩张充血渗出，关节内膜表面会黏附渗出液中的纤维蛋白，诱发炎症反应，表现出关节疼痛、活动受限等功能障碍。

中医学认为，该综合征属痹症范畴，是内因和外因相互作用的结果。内因主要为肝肾不足、筋骨不坚；脾失健运，水湿不化；络脉不畅，痰瘀内阻。外因或为跌打损伤，或为风寒外袭，或为邪毒感染。内因和外因相互影响，致使水湿痰瘀阻滞于筋骨关节，络脉不通，筋肉骨节失养，从而产生髋关节肿胀、疼痛，活动受限。

【临床表现与诊断】

（一）症状

1. 患侧髋关节疼痛，屈髋活动时疼痛加剧，患肢跛行，害怕触地。部分少儿有外伤史。

2. 患肢呈假性增长。髋关节屈伸可正常，但其他方向常引出疼痛。

3. 患侧髋关节处于外展、外旋、屈曲位，走路多以足尖着地、跛行；髋关节伸直受限制，卧床休息无任何症状。

4. 患侧髋关节肿胀、疼痛，可沿大腿内侧向膝部放散。

（二）体征

1. 患侧腹股沟下方或大转子处可触及压痛点，或肿胀。

2. 平卧床上，身体摆正可见骨盆倾斜。

3. 患儿仰卧位，被动屈膝屈髋时，疼痛显著，髋关节可触及股骨头位置不正常，或在大转子内下方触及筋肉异常，有皱褶，或沿大腿纵轴方向触及条索状韧带剥离，压痛明显。

（三）病史

有剧烈活动、行走过多、外伤史以及肥胖、感染史。

（四）X线检查

X线摄片可显示股骨头位置不正，骨盆可向患侧倾斜。但可排除骨折、股骨头无菌性坏死、髋关节结核、化脓性髋关节炎等。

根据症状、病史及体征，结合X线检查即可做出明确诊断。

【推拿调理】

本病的调理以推拿治疗为主。

[治疗原则] 解痉止痛，舒筋通络，活血祛瘀，整复错缝。

[施术部位] 髋膝关节。

[基本手法] 屈伸旋转法、牵引旋转法。

[操作时间] 每次15～20分钟；1日或2日1次。

[手法操作]

1. 常规手法

（1）擦法　用手掌附着在髋关节部位，进行直线往返摩擦。时间2～3分钟。

（2）推法　用指、掌、肘部等着力，在髋关节部位上进行单方向的直线运动，操作时指、掌、肘等要紧贴体表，缓慢运动，力量均匀、渗透。时间 2 ～ 3 分钟。

（3）搽法　病儿俯卧位。术者立于伤侧，用小鱼际搽法在髋关节周围施术 2 ～ 3 分钟。

（4）按揉法　术者用掌揉法在髋关节及周围施术约 5 分钟。

2. 复位手法

（1）牵引过屈提旋法　本法适用于髋关节半脱位之患儿。患儿取仰卧位，助手用双手分别插入患儿两腋下。术者立于伤侧，双手呈前后位握住伤肢小腿部，与助手做对抗牵引。继之，强屈髋、膝关节至最大限度，而后将髋膝关节放于 90° 屈曲位向上提牵，在牵引下外旋、外展、伸直髋关节，半脱位即可整复，症状消失，行走正常（图 9-3-1-a、图 9-3-1-b）。

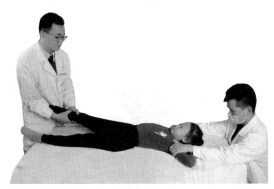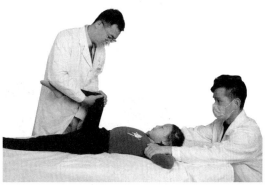

图 9-3-1-a　　　　　　　　　　　　　　　图 9-3-1-b

（2）旋髋理筋舒顺法　本法适用于髋关节周围筋肉不正之患儿。患儿仰卧位。术者立于伤侧，将伤肢小腿夹于腋下，一手托住腘窝部下方，屈伸、环转髋关节；同时，另手食、中指触摸股骨大转子及关节囊，借髋关节内收内旋、外展、外旋之力，可在转子窝处触及筋肉不正或有皱褶。摸清楚后按原位推正，再由近端向远端按压 3 ～ 5 遍，症状多立即消失（图 9-3-2-a、图 9-3-2-b）。

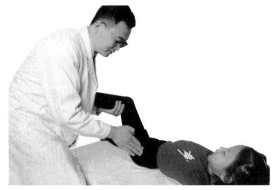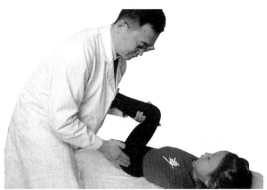

图 9-3-2-a　　　　　　　　　　　　　　　图 9-3-2-b

（3）松髋理筋等长法　本法适用于髋关节错缝之患儿。患儿仰卧床上，两手交叉枕于头下。一助手扶持两肘，勿令其由头下将手抽出；另一助手立于健侧，一手压在健侧膝前，勿令屈翻身，一手压在健侧髂前上棘部固定骨盆。术者立于患侧，一手握着患肢踝上，一手握关节。先轻轻做屈髋屈膝试验，出现疼痛即不强屈，在无痛范围内做伸屈两关节运动，至患儿肌肉放松并能主动配合活动时，突然将髋膝两关节屈至最大限度，停留1分钟，待疼痛稍有缓解，再做下步手法。即腿长者做屈髋内收内旋患肢，腿短者做屈髋外展外旋患肢，然后患腿伸直，手法即完毕。待患儿肌肉完全放松后，双下肢即可等长，功能亦可恢复，若不能恢复，可重复1次手法，复位后要防止患肢外旋外展，尽量卧床休息（图9-3-3-a、图9-3-3-b）。

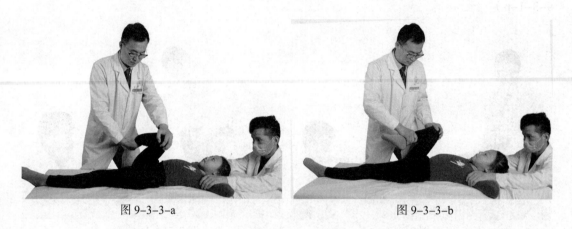

图9-3-3-a　　　　　　　　　　　　　图9-3-3-b

（4）松髋理筋固定法　本法适用于髋关节错缝之患儿。对陈伤患儿复位后，应将双下肢并拢，在膝关节上方用三角巾或布带缠绕3～4周，不使两腿分开。

【辅助调理】

［中药治疗］中药治疗可疏风通络，清热化湿，舒筋止痛。在专科医师指导下选择应用三妙丸加海桐皮、防己、蚕砂、忍冬藤、桑枝等；或用加味健步虎潜丸。

［敷贴疗法］局部疼痛者，可外敷消瘀止痛药膏，或外贴麝香关节止痛膏。亦可在医师指导下辨证施治使用中药敷贴剂。

［熏洗疗法］外用药可用海桐皮汤煎熏洗；或在专业医师指导下辨证施治使用中药进行熏洗。

［针灸疗法］

1. 针刺　选择膝眼、足三里、三阴交和阳陵泉等穴位进行针灸，留针15分钟。具有舒筋活络、活血行气之效，可明显改善疼痛感。

2. 艾灸　将艾条的一端点燃，对准病变部位用手按压时感觉有明显酸麻、疼痛处或环跳穴、风市穴、足三里穴，距皮肤2～3cm处实施灸法，使患儿局部有温热感而无灼痛为宜。每处灸5～7分钟，至皮肤红晕为度。

【注意事项】

（一）手法复位后，症状有改善，但不一定立即消失。复位后应卧床休息 3～5 天，避免跑跳、上下楼等，也不宜久坐。

（二）养成良好的生活习惯，不良的生活姿势会增加髋关节疾病的可能，建议在日常生活中可适当佩戴护腰护髋等护具，用于骨盆、髋关节、骶髂的保护。

（三）控制体重，体重的增加和发生髋关节疼痛有着密切的关系，肥胖是诱发和加重髋关节疼痛的重要因素，把体重控制在正常范围内可以预防髋关节疼痛。

（四）坚持锻炼，保护髋关节，锻炼可加强髋关节周围的肌肉韧带和肌腱力量，有效的锻炼可减少患髋关节疼痛发生的概率。

第四节　小儿臀肌挛缩

臀肌挛缩是指由于多种原因引起臀肌部分纤维化，致使髋关节内收、内旋、屈曲功能障碍的一种筋骨异常病症，临床以臀部疼痛、压痛、特有步态和异常姿势为主要表现。本病多发于儿童时期，亦称为"儿童臀肌挛缩症"。若失治误治，可引起特发性脊柱侧弯，产生不可逆的后果。少儿推拿能舒筋活血、消肿散结、行气止痛，辅助以敷贴等疗法对本病的治疗有显著效果。

本病属中医学"转筋""筋痹""挛痹"范畴。

【病因病机】

本病病机属气滞血瘀、筋脉拘挛；病因分内因和外因。内因为阳气鼓动无力，肝脉阴血亏少，筋脉失养致病；外因为风寒湿邪侵袭，壅阻经脉，气血运行不畅，筋脉受病而拘急成挛。主要原因有以下三个方面：

（一）肌肉注射因素

臀肌挛缩症与反复多次臀部药物注射有关。婴幼儿软组织薄弱，当肌肉注射后，针刺的机械性损伤造成注射部位的轻度感染、出血、水肿；药物刺激引起肌纤维的变性、坏死，并沿着肌纤维扩散，可能是小儿臀肌发生挛缩的原因，从而影响到髋关节的运动。

（二）创伤因素

幼儿臀肌组织薄弱、尚未成熟，对刺激比成人敏感。臀肌的各种急、慢性损伤，致使其局部组织肿胀粘连、变性坏死、纤维化而致挛缩。

（三）先天因素

对于肌肉挛缩的儿童，除臀大肌外，所涉及的肌肉还有胸锁乳突肌、股四头肌、三角肌、肱三头肌等，因此认为本病系先天性肌肉发育不良或发育不全所致，类似先天性斜颈。也有特殊的疤痕体质，在某些诱因的刺激下，导致异常反射产生，而出现肌肉挛缩现象。

此外，本病与遗传、性别也有关系。

【临床表现与诊断】

（一）症状

本病好发于少儿，且多为双侧，临床主要表现为异常步态、髋关节功能障碍和骨盆变形。

1. 髋关节功能障碍　患儿多表现为髋关节内旋内收活动受限。坐位时双膝分开，不能并拢，不能"跷二郎腿"。行走时呈外展外旋位，典型的"外八字"步态。跑步时，步幅较小，如同跳跃前进。下蹲过程中出现"划圈症"，病变重者只能在外展和外旋位下蹲，出现"蛙腿症"。

2. 骨盆变形　病程长程度重的患儿可有髋臼底凸向盆腔，形成 Otto 氏骨盆（髋臼向内突出症，又称髋臼底突出症）。臀中小肌挛缩的患儿有大转子骨骺肥大。双侧不对称性臀肌挛缩患儿可有骨盆倾斜及继发性腰段脊柱侧凸。

（二）体征

1. 臀肌部分肌肉萎缩，呈凹陷征，可触及挛缩带并有压痛感。
2. Ober 征阳性、交腿试验阳性、划圈试验阳性、髋部弹响。
3. 屈髋受限或屈髋 90°双膝分开。
4. 重者出现下肢不等长、骨盆倾斜、脊柱侧弯、走路跛行。

（三）病史

患儿有反复多次的臀肌注射史。

（四）辅助检查

X 线检查大多无异常，严重者可见骨盆倾斜，脊柱侧弯，或"假性双髋外翻"，股骨颈干角大于 130°，股骨小转子明显可见。血液检查和肌电图一般均正常。超声和 MRI 对受累萎缩的臀肌及增厚的纤维条缩影可直接显示。

根据症状、病史及体征即可做出明确诊断。

【推拿调理】

本病的调理以推拿治疗为主。

［治疗原则］松肌解痉，舒筋通络，活血止痛，软坚散结。
［施术部位］臀部及受累肢体。
［基本手法］擦法、揉法、按揉法、弹拨法、擦法、叩击法等。
［操作时间］每次 30 分钟；1 日或 2 日 1 次。

［手法操作］

1. 按揉法　患儿取俯卧位，术者用掌根按揉患儿臀部的软组织，由上而下操作 5 分钟。功能舒筋通络，使臀部痉挛的肌肉得以放松。

2. 擦法　在少儿患侧臀部沿臀大肌方向施以擦法，进行往返操作 5 分钟，并配合髋关节后伸、外展动作。

3. 循经推拿　患儿取俯卧位，术者用拇指指腹与食指指腹对称用力弹拨足少阳胆经、足阳明胃经、足太阳膀胱经 3 ～ 5 遍。

4. 弹拨法　患儿侧卧位，患侧在上，术者用拇指触摸清除髂前上棘上方的髂嵴、臀大肌及大转子处的条索状物和硬结，并用弹拨手法来回按动该肌，继而沿臀大肌纤维方向持顺该肌。

5. 点穴法　患儿取俯卧位，术者从阔筋膜张肌沿髂胫束到膝部胫骨外侧髁施以按法，并点按肾俞、气海、秩边、环跳、承扶、殷门、天应等穴，患儿再取侧卧位从阔筋膜张肌沿髂胫束到膝部胫骨外侧髁施以按法，并点按环跳、风市、居髎、委中、膝阳关等穴及压痛点，以酸胀为度，进一步缓解肌肉痉挛，通经络行气血，使臀肌逐渐趋于柔软和富于弹性。

6. 摇髋　少儿仰卧，一手握住少儿下肢下端，另一手推其患肢膝部使髋关节屈曲、内收、内旋被动活动。

7. 摩擦法　用掌擦法擦臀大肌及大腿外侧部，以温热透红为度。以放松臀部肌肉，改善血供。

8. 拍打叩击法　此法为结束手法。术者在臀部用手掌或双手握拳进行拍打叩击，反复48 次，使组织舒展和缓解。

【辅助调理】

［中药治疗］中药治疗可活血化瘀、舒筋止痛、软坚散结。在专科医师指导下选择应用舒筋活血片、芍药甘草汤、壮筋还骨汤、补阳还五汤等。

［西药制剂］在专科医师指导下选择应用维生素 B_1、维生素 B_{12}、叶酸等药物有助于变性神经的恢复。

［敷贴疗法］可选用消肿散、双柏膏、定痛膏；亦可在医师指导下辨证施治使用中药敷贴剂。

［药包热敷］局部可外用红花油、万花油、治伤水等，也可用海桐皮汤布包外敷或外洗。

［艾灸疗法］将艾条的一端点燃，对准应灸的腧穴或患处，距皮肤 2 ～ 3cm 实施灸法，使患儿局部有温热感而无灼痛为宜。每处灸 5 ～ 7 分钟，至皮肤红晕为度。

【注意事项】

（一）预防

反复多次的臀肌注射是导致本病的最主要原因，因此应尽量减少或避免对臀部肌肉注射刺激性强的药物。注射的方法和部位要合理选择，注射速度要缓慢，尽量避免同一部位连续注射。注射后可进行局部热敷，以利于药液的吸收和改善局部的血液循环，从而预防本病的发生。同时也要防止臀部受到其他的创伤。

（二）护理

对于患有臀肌挛缩的患儿，一定要养成良好的生活习惯，注意保暖，勿受风寒，以缓解肌肉痉挛。

（三）功能锻炼

患儿应在推拿师的指导下，进行适当的体育锻炼。注重股四头肌舒缩锻炼和行走跑跳练习以预防患肢肌肉萎缩，还应加强患肢髋关节的活动，如并膝下蹲、仰卧、蹬空增力、四面摆腿等活动。

第五节　腓总神经麻痹

腓总神经麻痹是指因腓总神经损伤导致腓骨肌及胫骨肌群瘫痪和萎缩而引起一系列症状的神经损伤性病症。临床以足和足趾不能背屈，足下垂，行走时呈跨阈步态，足背皮肤感觉减退或缺失等为主要表现。本病可发生于各个年龄，多由臀部肌肉注射、感染、外伤等因素引起。少儿推拿具有行气活血、疏通经络的功效，能够改善局部血液循环，激发神经反射传导，早期治疗有助于肌肉、神经的恢复。

本病属中医学"足痿"范畴。

【病因病机】

由于腓总神经特殊的解剖学特点，导致其易受各种因素影响而导致损伤。

（一）手术损伤

在腓总神经及其周围进行的各种手术容易导致神经损伤，其具体原因有：术中操作粗暴，造成腓总神经牵拉伤；对神经用较硬器械或纱布条牵拉，造成神经牵拉伤和压迫伤；使用电刀在神经附近大功率切割组织和电凝止血，造成神经热灼伤；局部解剖不熟悉，术野不清，术中解剖层次不清，对神经误切、误扎。

（二）外固定压迫伤

1. 未对腓总神经进行有效保护，如管形石膏内凸腘窝部，石膏托边缘压迫膝外侧，膝后外侧置硬垫时间过长，致神经压迫伤。

2. 未充分考虑新鲜骨折整复后的伤肢肿胀情况，致腓总神经被过紧外固定物压迫致伤。

3. 外固定过程中观察不细致，腓总神经被外固定物压迫伤，如胫骨结节牵引时外侧牵引弓脚压迫，下肢皮肤牵引时胶布卡压，伤肢外旋位时被布朗式架外侧布托卡压。

（三）牵拉伤

1. 下肢延长术中，由于肢体延长进度太快，或肢体局部疤痕组织粘连，造成腓总神经牵拉伤。

2. 胫骨结节牵引中，由于长期持续牵引，导致下肢肌肉紧张，使走行其中的腓总神经或受长期慢性刺激而水肿、增生，或受长期挤压而受伤。

3. 膝关节屈曲挛缩畸形，行股骨髁上后倾截骨时，因矫正角度过大，导致腓总神经牵拉伤。

4. 胫腓骨骨折外固定支架固定，术中间接牵引复位，致腓总神经牵拉伤；内固定针过长，推顶腓骨向外移位，造成神经牵拉伤；过长针的机械刺激，腓肠肌紧张压迫腓总神经。

5. 用 CPM 机行康复锻炼时，由于膝关节伸屈角度过大，造成腓总神经牵拉伤。

（四）体位伤

在腰椎穿刺及侧卧位行膝关节镜诊疗时，下方肢体长时间受压，腓总神经损伤；为防止小儿、昏迷或神志不清患儿躁动，将下肢固定床上长时间输液，因下肢外旋位时间过长，腓总神经受压所致。

（五）止血带伤

因止血带用具选择不当，或使用部位错误，时间过长，压力控制失误，压力表失灵，压力过高而损伤腓总神经。

（六）药物损伤

见于在腓总神经暴露的开放伤口中使用双氧水，导致神经热灼伤。在神经经过部位的穴位进行药物封闭或肌肉注射，导致神经伤。药物性腓总神经伤，与药物刺激性强弱、毒性大小、酸碱度、渗透性及注射部的不同而异。药物注射在神经外，可引起组织反应，局部形成疤痕性狭窄，压迫神经。注入神经干（束）内，可造成一段神经坏死并疤痕化，后果严重。

（七）穿刺伤

见于胫骨结节牵引时，由于操作失误，牵引自内向外刺伤腓总神经；穴位封闭时注射针刺伤神经；胫骨平台骨折时，由内向外横穿的骨栓刺伤或嵌压腓总神经。

中医学认为，腓总神经损伤多因少儿起居不慎、跌扑损伤、感受外邪，引起经络不和，气血瘀阻，筋脉失养而致肢体痿软不能随意运动。

【临床表现与诊断】

（一）症状

小腿前外侧伸肌麻痹，出现足和足趾不能背屈、外翻功能障碍，呈足下垂畸形。小腿前外侧和足背前、内侧皮肤感觉障碍，而足底感觉正常。

（二）体征

行走时用力上抬下肢，髋、膝关节高度屈曲呈跨阈步态；小腿前外侧和足背部感觉减退；胫骨长、短肌肌力下降，但屈蹈、屈趾肌及跟腱肌力正常。

（三）病史

有外伤史或膝关节外脱位史、腓骨头骨折史、受外力挤压史、下蹲过久等，均可造成腓总神经损伤。坐骨神经受伤时，亦易受累。

（四）电生理检查

患侧腓总神经传导速度减慢，波幅下降，F 波或 H 反射潜伏期延长；SEP 潜伏期延长，波幅下降，波间期延长；腓总神经支配肌肉的肌电图检查多为失神经电位。

（五）超声检查

超声检查能确切显示外周神经特别是腓总神经的损伤情况，能为临床诊治提供影像学资料，可为手术治疗方案提供参考依据。

根据临床症状、病史及体征，结合辅助检查即可做出明确诊断。

【推拿调理】

本病调理以推拿治疗为主。

[治疗原则] 行气活血，疏经通络。

[施术部位] 下肢部。

[基本手法] 擦、按、揉、擦等手法。

[操作时间] 每次 15～20 分钟；1 日或 2 日 1 次。

[手法操作]

1. 擦下肢 在少儿患肢大腿前侧、小腿外侧和足背处施以擦法，约 2 分钟。

2. 按揉髀关 术者用拇指指端在少儿患肢髂前上棘与髌骨外缘的连线上，平臀沟处的髀关穴做按揉，约 100 次。

3. 按揉伏兔 术者用拇指指端在少儿患肢髂前上棘与髌骨外缘连线 6 寸处做按揉法，约 100 次。

4. 按揉足三里 术者用拇指指端在少儿患肢的外膝眼下 3 寸、胫骨旁开 1 寸处做按揉法，约 100 次。

5. 按揉阳陵泉 术者用拇指指端在少儿患肢的腓骨小头前下方凹陷处做按揉法，约 100 次。

6. 按揉丘墟 术者用拇指指端在少儿患肢的外踝前下方，趾长伸肌腱外侧凹陷处做按揉法，约 100 次。

7. 按揉解溪 术者用拇指指端在少儿患肢的踝关节前横纹中、两筋间凹陷中处做按揉法，约 100 次。

8. 握踝摇膝　患儿仰卧位，屈膝 90°，术者按揉患儿委中半分钟，在小腿后侧用拿法自上而下 10～20 次，屈伸膝关节、摇踝关节各 5～10 次。

9. 擦法透热　术者用擦法擦患儿小腿外侧和足背部，以透热为佳。

【辅助调理】

［中药治疗］中药治疗可行气活血、舒筋通络。在专科医师指导下选择应用舒筋活血汤（羌活 6g、防风 6g、荆芥 3g、独活 6g、当归 9g、续断 6g、青皮 6g、牛膝 6g、五加皮 6g、杜仲 6g、红花 3g、枳壳 6g），日服 3 次，每日 1 剂。

［电针疗法］采用电针治疗仪，治疗方法：主穴取穴足三里、解溪；配穴取环跳、承扶、阳陵泉、丰隆、悬钟、昆仑。毫针刺法，平补平泻或补法。行针得气后，将 BT-701B 型电针仪正负极分别接在主、配穴针柄上，取连续波，电流量以患儿能耐受为度。每次留针 30 分钟，每天 1 次，10 次为 1 疗程。

［艾灸疗法］将艾条的一端点燃，对准应灸的腧穴或患处，距皮肤 2cm 左右实施温和灸法，使患儿局部有温热感而无灼痛为宜。每次取 2～3 个穴位，每处灸 5～7 分钟，至皮肤红晕为度。每天一次，10 次为 1 疗程。

［穴位注射］采用患侧循经取穴与腓总神经走行取穴相配法。取穴：足三里、阳陵泉，配取丰隆、上巨虚、下巨虚、悬钟、解溪、行间。用 2% 碘酒穴位局部消毒，穴位注射用 3 mL 一次性注射器抽取维生素 B_{12}500mg，加兰地敏 0.1g 混合液 2mL。取上述常用针刺穴位，每次选取 2 穴，将注射头垂直刺入穴位，行针得气后，缓缓注入药液 1mL，以患肢远处有感应痛为最佳，隔日 1 次，10 次为 1 个疗程。

［耳穴疗法］取耳部穴位：对耳轮上脚、对耳轮下脚部。治疗方法：揉捏对耳轮下脚部 5 分钟，稍重用力，频率每分钟 75 次；指点对耳轮上脚部 5 分钟，稍重用力，频率每分钟 120 次。

【注意事项】

（一）术中操作轻柔，避开腓总神经。在关闭切口前检查腓总神经情况，包括其连续性、完整性、表面有无挫伤，张力是否过大，有无扭曲或异位，是否置于正常组织上等。

（二）各种石膏、小夹板外固定，均需对腓总神经用厚软垫保护。若伤肢出现异常疼痛，小腿及足背外侧感觉减痛或消失，踝背伸、足外翻、伸拇、伸趾力减弱时，必须高度重视并寻找原因，及时解除腓总神经压迫。

（三）治疗中定期检查测试神经功能，了解神经恢复进程。

（四）加强护理，定时调整体位，避免下肢外旋时间过长。

（五）尽量使用充气式止血带，使用前对压力表及其附件校正检查，并在止血带下衬厚垫。不在腓总神经浅表部位使用止血带。

（六）经常用温水擦洗患肢，轻轻按摩，保持清洁，促进血液循环，改善皮肤营养。

（七）熟悉腓总神经解剖、牵引针及内固定骨栓由外向内固定，掌握封闭时正确的进针部位、深度及角度。

第六节　少儿弓形腿综合征

少儿弓形腿综合征是指因多种因素导致胫骨近端内侧骺板受负重压力破坏了正常生长而引起胫骨近侧干骺端向内侧弯曲的下肢筋骨异常病症。临床以左右踝关节互相靠紧时，两膝关节彼此分开不能接触，外观呈"O"型的下肢畸形为主要表现。此种畸形多见于少儿，与外伤、过敏、维生素 D 缺乏等有关，导致骨骼软弱，筋肉萎缩，严重影响了少儿正常的形体姿态及生长发育。少儿推拿有疏经通络、益肾添精、强筋壮骨、矫正畸形之功，早期应用对少儿弓形腿的治疗康复有很大帮助。

少儿弓形腿综合征属中医"五迟""五软""痿症"等范畴。

【病因病机】

骨骺是儿童特有的，是儿童骨骼生长的"发源地"。一旦造成骨骺损伤，就有可能出现骨的生长发育畸形。目前认为小儿弓形腿属于骨骺局部发育不良，骺板内侧部分生长缓慢而外侧部分持续正常生长，从而导致进行性内翻成角畸形，骺板的内侧部分提前闭合，其病理改变与股骨头骨骺滑脱非常相似，并可同时存在，病理所见于嘴状突起物中，骨骺下有膜状软骨岛，细胞呈不规则分布而不呈圆柱形。中医学认为，少儿或先天禀赋不足，或后天哺养失宜，致脾肾亏虚。肾主骨生髓，主生长发育；脾主健运，为气血生化之源；脾肾亏虚则气血不足，致使少儿骨骼柔软，筋肉萎缩。

（一）小儿弓形腿多因外伤、过敏所引起，致使骨骺发育不良，骺软骨生长缺陷，邻近胫骨骺部内侧或外侧部骨化延迟而出现骨骼痿软，筋肉萎缩，骨骼逐渐发生弯曲，外观如"O"型的畸形改变。

（二）少儿感染炎症、梅毒或结核等病原体，可影响骺板的生长发育，导致胫骨近侧干骺端向内侧弯曲而引起小儿弓形腿。

（三）小儿弓形腿也可因少儿过早负重或肥胖所致，过早负重或肥胖使骺板受到更大的切应力，从而破坏内侧骺板及骨的正常生长，骺板与相邻的骨骺及干骺端受压后可产生继发性骨软化病，促使了小儿弓形腿发生。

（四）佝偻病或骨软化病（其原因是缺乏维生素 D）也可引起小儿弓形腿。患佝偻病的儿童，骨骼软弱，无法承受身体的重量而使下肢的骨骼逐渐发生弯曲，外观如"O"型的畸形改变。

【临床表现与诊断】

临床上本病可分婴幼儿型和青少年型。

（一）症状

1. 婴幼儿型　于 1～2 岁时出现症状，常为超体重小儿，腿部无原因的渐渐弯曲。常为双侧性，偶为单侧。单侧者呈跛行，双侧者呈鸭步行走，有时可有因过多行走而致足、膝疼痛。

2. 青少年型　症状于 6 ～ 12 岁时出现，常为单侧性。内踝肿大，胫内旋，膝关节活动受限。

（二）体征

检查可见患侧下肢较健侧下肢短 1 ～ 2cm，膝关节下侧面有尖的棱角形突起，内踝球状肿大，胫骨内旋，膝部可有异常活动。其他全身检查均正常。

（三）病史

有外伤或过敏，感染结核、梅毒等病原体的病史。

（四）X 线检查

X 线检查可见胫骨近侧骺线轮廓不规则，肿大的骺干端可见骨质疏松区等，可助诊断。

根据局部症状及体征，结合 X 线检查即可做出明确诊断。

【推拿调理】

本病调理以推拿治疗为主。

［治疗原则］健脾补肾，矫正畸形。

［施术部位］下肢部。

［基本手法］按、揉、推、摩、擦、掐、捏脊等手法。

［操作时间］每次 15 ～ 20 分钟；1 日或 2 日 1 次。

［手法操作］

1. 常规手法

（1）补脾经 300 次；补肾经 200 次；掐揉小天心约 30 次。

（2）用指端按揉中脘约 50 次；逆时针方向摩脐下小腹（丹田）约 3 分钟。

（3）用两拇指或食指、中指按揉脾俞穴 1 分钟；用两拇指或食指、中指按揉胃俞穴 1 分钟；用两拇指或食指、中指按揉肾俞穴 1 分钟。

（4）用小鱼际侧部横擦八髎穴，以透热为度。

（5）捏脊 3 ～ 5 遍。

（6）用拇指端按揉足三里穴，约 30 次。

（7）用拇指端按揉三阴交穴，约 30 次。

2. 手法矫形

（1）术者让患儿双下肢并列，一手握住患儿踝关节固定，另一手将其双膝关节尽量向内挤压，手法宜轻柔，不可用暴力。

（2）阳升阴降法　术者一手手掌从外踝下向上推小腿外侧阳经，另一手从膝内侧从上向下推内侧阴经。两手同时均匀用力，以起到矫形作用，可连续升降 200 次左右，每日做

1～3 次。

【辅助调理】

［中药治疗］中药治疗可用于健脾补肾，常用中成药有健脾补肾颗粒、脾肾两助丸等。

［艾灸疗法］将艾条的一端点燃，对准应灸的腧穴或患处，距皮肤 2cm 左右实施温和灸法，使患儿局部有温热感而无灼痛为宜。每次取 2～3 个穴位，每处灸 5～7 分钟，至皮肤红晕为度。每天 1 次，10 次为 1 疗程。

［拔罐疗法］用悬磁罐（或皮胶罐）吸附于脾俞、肾俞、命门、足三里、三阴交穴，留罐 5～10 分钟，隔日一次，10 次为一个疗程。

【注意事项】

（一）推拿矫形，运用力学原理，疗效较好，但疗程较长，畸形矫正绝非一日之功，可数月数年操作，最好教会家长、老师操作，宜早治疗，且持之以恒或中西医结合治疗。

（二）病因未明，应注意预防外伤、过敏；预防和积极治疗结核、梅毒等感染性疾病。

（三）多让患儿晒太阳，促进小儿身体对钙的吸收，防止佝偻病或骨软化病的发生。

（四）佝偻病活跃期，患儿骨骼柔软，应让其减少或避免行走。

（五）严重者可考虑手术，并进行石膏固定。

第七节　踝关节扭伤

踝关节扭伤是指足踝部过度内翻或外翻引起踝部韧带、肌腱、关节囊等软组织损伤的一种筋骨异常病症。临床以踝部肿胀、疼痛、运动功能受限为主要表现。由于少儿形气未充，筋骨发育不完善，加之少儿活泼好动，多在行走或跑步时不慎跌倒，踝关节受到过度牵拉或扭曲而导致受伤。少儿推拿能够正骨理筋、活血通络、消肿止痛，对少儿踝关节扭伤有良好的治疗康复作用。

本病属中医学"踝缝筋伤"范畴。

【病因病机】

踝关节扭伤多因少儿行走或跑步时突然踏空，或上下楼梯、嬉笑追跑时不慎摔倒，或骑自行车、踢球等运动中不慎跌倒，使足过度内翻或外翻，造成踝关节韧带过度牵拉或扭曲而发生损伤，甚至断裂。

根据踝部扭伤时足所处位置的不同，可以分为内翻损伤和外翻损伤两种，其中尤以跖屈内翻位损伤最多见，跖屈内翻位损伤时，多造成踝部外侧的距腓韧带和跟腓韧带损伤，距腓后韧带损伤则少见。外翻位扭伤多损伤踝部内的三角韧带，但由于三角韧带比较坚韧，可制止足关节过度外翻。由于足部内翻和外翻活动主要在于距跟关节，距骨位于踝关节和距跟关节之间，活动较广泛。当踝关节跖屈时，距骨后部较窄的关节面进入关节窝，踝关节不稳而容易发生扭伤。

中医认为踝为足之枢纽，足三阴、三阳经筋所络。足踝用力不当，经筋牵掫损伤，气血离经，血瘀经筋则瘀肿，阳筋弛长、阴筋拘挛则牵掣，关节运动受限，伤处作痛。

【临床表现与诊断】

（一）症状

少儿伤后踝部疼痛，活动功能障碍，损伤轻者仅局部肿胀，损伤重时整个踝关节均肿胀，并有明显的皮下积瘀，皮肤呈青紫色，跛行步态，伤足不敢用力着地，活动时疼痛加剧。

（二）体征

检查少儿踝关节局部压痛明显，被动活动疼痛加重。内翻扭伤时，在外踝前下方肿胀、压痛明显，若将足部做内翻动作时，则外踝前下方发生剧痛。外翻扭伤时，在内踝前下方肿胀、压痛明显，若将足部做外翻动作时，则内踝前下方发生剧痛。若外侧或内侧副韧带断裂时，可在侧副韧带处摸到凹陷，甚至摸到移位的关节面，踝关节有异常活动。

（三）病史

有明确的外伤史，不慎失足（少儿行走或跑步、追跑打闹、上下楼梯）或不慎跌倒（骑自行车、踢球等），使足过度内翻或外翻，造成踝关节扭伤。

（四）X线检查

X线踝关节摄片检查一般扭伤多无异常，部分可见有软组织肿胀阴影，但可帮助排除骨折脱位。若损伤较重者，应拍摄内翻、外翻位增强X线片，可见到距骨倾斜的角度增大，甚至可见到移位的现象。MRI检查可明确韧带损伤或断裂。

根据受伤史，局部症状与体征，一般即可明确诊断，但对严重损伤者，应做X线检查，以排除骨折脱位。

【推拿调理】

本病的调理以推拿治疗为主，辅以保健调理。

（一）推拿治疗

推拿治疗前，应排除踝部骨折、脱位及韧带完全断裂；急性损伤患儿，给予冷敷止血，在24小时后，再进行推拿治疗，瘀肿严重者，则不宜重手法。

［治疗原则］活血消肿，祛瘀止痛，正骨理筋。

［施术部位］伤侧踝关节及小腿部。

［基本手法］擦法、揉法、按揉、摇法、拔伸法、擦法、牵引法、屈伸环转法等。

［操作时间］每次10～15分钟；1日或2日1次。

［手法操作］以手法、固定治疗为主，配合药物、练功等方法治疗。

1. 理筋手法　对单纯扭伤或韧带部分撕裂者，可进行手法治疗。

对于少儿踝关节轻度损伤者凡检查周围有压痛之处，应给予手法治疗。

（1）按揉腓肠肌　按揉腓骨头附近的腓总神经 3～5 次，按揉腓肠肌 100 次，并由下而上理顺筋络，反复进行数遍。

（2）旋转拔伸法　术者一手握住内外踝，一手握足背，左右旋转各 5～10 次，再背伸跖屈 5～10 次，拔伸五趾各 1 次。

（3）点揉穴位　按揉商丘、解溪、丘墟、昆仑、太溪、足三里等穴，每穴约半分钟。

（4）恢复期或陈旧性踝关节扭伤者，手法宜重，活动踝关节的手法也较用力。术者一手握跟骨，一手握足背，在双手牵引的情况下，左右旋转踝关节各 5～10 次，伸屈各 10 次，然后再将跟距关节牵引，使尽量内翻和外翻各 5 次，特别是血肿机化，产生粘连，踝关节功能受损的患儿，则可能施以拨筋、分筋、按揉、牵引、摇摆、摇晃、拔伸等法，以解除粘连，恢复其功能。

2. 固定方法　损伤严重者，可将踝关节固定于损伤韧带的松弛位置。内翻扭伤采用外翻固定，外翻扭伤采用内翻固定，并抬高患肢，以利消肿，暂时限制行走。一般固定 3 周左右。若韧带完全断裂者，固定时间 4～6 周。

3. 练功活动　固定期间做足趾关节的屈伸活动，解除固定后开始锻炼踝关节的屈伸功能并逐步练习行走。

（二）保健调理

通过足部保健推拿，能够疏通经络、强筋壮骨，加强血液循环，增加肌肉力量，有利于预防踝部关节的损伤。

［调理原则］缓解紧张，温经通络，舒筋活血。

［施术部位］踝关节及小腿部。

［基本手法］拿法、推法、点按法、揉法、擦法、拔伸法、摇法。

［操作时间］每次 10～15 分钟；每周 2～3 次。

［手法操作］

1. 拿揉外侧副韧带　沿小腿前外侧至踝外侧上下往返拿揉，力量轻柔舒适，并配合按揉足三里、阳陵泉等穴，时间约 5 分钟。

2. 拿揉内侧副韧带　自内踝后侧经内踝下至内足弓施按揉法，力度由浅入深，手法宜轻柔，并配合按揉商丘、照海、太溪等穴，时间约 5 分钟。

3. 拔伸踝关节　一手托住患肢足跟部，另一手握住其足趾部做牵引拔伸约 1 分钟，在拔伸基础上轻轻摇动踝关节，并配合足部逐渐内外翻牵拉，重复操作 3 次。

4. 摩擦通经　双手反复摩揉足踝数次，搓擦足背经踝至小腿，使局部温热，按揉解溪、丘墟、申脉、金门等穴，时间约 3 分钟。

【辅助调理】

［中药治疗］中药治疗可活血化瘀、消肿止痛。在专科医师指导下可选择应用舒筋活

血片、三七伤药片、四物止痛汤、独活寄生汤、伸筋活血汤等。

［敷贴疗法］适用于踝关节扭伤初期肿胀疼痛的患儿。可选用消肿散、定痛膏；亦可在执业医师指导下辨证施治使用中药敷贴剂。

［熏洗疗法］伸筋草 30g、透骨草 30g、红花 15g、当归尾 15g、牛膝 20g、苏木 10g、艾叶 12g、花椒 12g、甘草 10g、制乳香 15g，水煎熏洗。

【注意事项】

（一）扭伤早期局部宜冷敷，不可热敷。固定期间应抬高患肢，以利消肿，早期应避免做踝关节内、外翻活动及下地行走。解除外固定后，可以用黏胶支撑带黏贴，对薄弱的踝关节提供额外的支持和增加其稳定性，再做踝关节内翻、外翻的功能活动锻炼。注意避免反复扭伤，以免形成习惯性关节扭伤。

（二）急性扭伤者，肿痛初期忌在痛处施用重手法和湿热敷。慢性扭伤者，可采用软固定，防止反复扭伤。

（三）要教育少儿在参与户外活动时，应注意避免追跑打闹或不慎跌倒而造成踝关节扭伤。

第八节　扁平足

扁平足是由于某些原因使足部骨结构异常或肌肉韧带松弛导致足纵弓塌陷或消失的一种筋骨异常病症，临床以足内缘接近地面时出现明显不适，双脚站立和行走时易于疲劳、疼痛、小腿易酸胀为主要表现，严重时膝关节和腰部也会有不适感，又称"平底足""平足症"。扁平足在临床上十分常见，多发生于儿童时期。如不加以治疗，部分儿童可能会逐渐引起整个身体体态的变化，如站立或行走时呈八字步态、斜肩等症状。少儿推拿具有舒筋活络，强健肌肉、筋骨的作用，早期应用少儿推拿对于预防和改善痉挛性平足症效果明显。

扁平足属中医"足部劳损"范畴。

【病因病机】

少儿扁平足可以是先天性的，也可以是后天因素导致。因先天足弓发育异常，造成足弓塌陷或后天婴儿过早走路、肥胖、鞋子不适、营养不足、患有某些疾病后影响足部气血运行，筋肉拘挛或气血不足，筋肉失其濡养使足部肌肉、韧带松弛无力，导致足弓塌陷。其常见原因有以下几点：

（一）发育缺陷

先天性足骨发育不全或足部肌肉、韧带发育异常造成了足弓塌陷。如先天性垂直距骨：第 1 跖骨发育短小，先天性距限，距舟骨桥形成舟骨发育畸形。

（二）疾病

长期患有某些疾病，引起足骨变形，肌肉萎缩，韧带松弛，造成扁平足。如：小儿麻痹遗留的肌肉萎缩，足部关节炎、骨关节结核等可导致足骨变形，足弓扁平。

（三）过早走路

在婴幼儿时期，过早站立行走或长大后长时间走路站立或负重运动。发育中的儿童肌肉、韧带本来不够强健成熟，如此负重便容易发生劳损，支持不住的足弓，渐渐塌陷下来。

（四）肥胖

有些少儿过于肥胖，体重增加太快，超过了足弓承受能力，诱发扁平足。

（五）鞋子不合适

长期穿平底鞋或鞋底太硬会使脚掌疲劳或鞋跟过高，身体重心长期向前移，而相应的跟骨向前下倾斜，足纵弓造成破坏，形成扁平足。

（六）营养不足

少儿挑食、厌食，使得供应足部骨骼、韧带、肌肉的营养缺乏，足部肌肉、韧带松弛无力，导致扁平足。

【临床表现与诊断】

（一）临床表现

1. 姿势性平足症　为初发期，足弓外观无异常，但行走和劳累后感足部疲劳和疼痛，小腿外侧踝部时感疼痛，足底中心和脚背可有肿胀，站立时，足扁平，足外翻。经休息后，症状可减轻或消失。

2. 痉挛性平足症　部分由姿势性平足处理不当发展而来。主要表现为站立或行走时疼痛严重，可呈八字步态。严重者，足部僵硬，活动明显受限。即使经较长时间休息，症状也难改善。部分患儿可继发腰背痛及髋、膝关节疼痛。

（二）体征

1. 足舟骨结节处肿胀及压痛明显，局部皮肤可发红，足内翻受限，足跟外翻，行或久站易感疲乏、疼痛。

2. 腓骨长肌呈强直性痉挛，足内、外翻和外展活动受限，步态改变。足跟变宽，足底外翻，跟腱向外偏斜，前足外展，舟骨结节完全塌陷，向内突出，足印检查无弓状缺损区，并确定平足型及程度。

（三）病史

有先天性足骨排列异常或足部创伤症、超限负荷、足部肌肉韧带软弱等病史。

（四）X 线检查

有些病者可见到足舟骨畸形，侧位片可见足的纵弓塌陷，跗距骨轴线关系改变，跟骨距骨重叠等。

根据临床症状、体征及体征，结合 X 线检查即可做出明确诊断。

【推拿调理】

本病的调理以推拿治疗为主，辅以保健调理。少儿扁平足的早期发现非常重要，应在发现后积极进行检查和治疗，以明确病因，预防可能出现的骨与关节的不可逆病变。

（一）推拿治疗

推拿手法对于治疗姿势性平足症、预防和改善痉挛性平足症效果佳。

［治疗原则］舒筋活络，解痉止痛，松解粘连，活血祛瘀，强健筋骨。

［施术部位］足部、小腿。

［基本手法］擦法、推法、揉法、㨰法、按法、搓法等。

［操作时间］每次 15 ～ 20 分钟；1 日或 2 日 1 次。

［手法操作］

1. 常规手法　常规手法操作的目的是放松局部肌肉、韧带的紧张状态，为复位手法操作打下基础。操作分三步：

（1）按摩小腿前外侧肌肉　用擦法、推法、揉法、㨰法等手法由上至下作用于这一部位，侧重按摩胫前肌及腓骨长肌，反复 3 ～ 5 次。配合按揉足三里、阳陵泉、解溪等穴，每穴 1 分钟。

（2）按摩小腿后侧肌肉群　用揉法、㨰法按摩小腿三头肌及胫后肌，手法由浅入深，患儿有酸胀感为度，在跟腱部用拇指推法推拿 5 ～ 6 次。配合按揉承山、太溪、昆仑等穴，每穴 1 分钟。

（3）按摩足底　①用掌根擦足底，由浅入深，5 ～ 7 分钟。②用中指屈曲刮或刮板刮足底内侧，5 ～ 7 分钟，患儿感觉脚内侧热。③用掌跟或拳头压患儿足底部，5 ～ 7 分钟。④用拳背击足底部，5 ～ 7 分钟。⑤按揉或指掐照海、丘墟、公孙、解溪、涌泉、内庭、复溜等穴，以患儿有酸胀感为度。⑥将患肢屈膝托起，用两掌相夹小腿搓动小腿诸肌肉。然后一手握小腿下端，一手握患足前部，摇动足踝关节。

2. 矫正手法　对畸形明显的平足，可用手法予以矫正，主要恢复距舟关节的正常位置。患儿平卧位，先在踝前部及小腿下部做按摩及轻轻摇晃踝关节，然后术者左手握住足跟部，右手握住足前部，为便于用力，可将患足跟部顶于术者大腿作为支点，尽力将患足内翻，当患足内翻时，可闻细微的软组织撕裂声，局部有疼痛。此时，术者两手仍需握住足跟及足前部，尽量保持内翻位。同时用塑形夹板或石膏绷带将患足固定于内翻位。术后3日可再做一次手法矫形。在治疗期间，要严格禁止患足行走，3周后畸形若有改善，可穿矫形鞋逐步恢复行走。若患儿对疼痛耐受差，矫正手法可以在麻醉下进行。

（二）保健调理

人类足部的骨骼、韧带、肌肉连结在一起，形成拱桥样的足弓结构。"拱桥"本身有一定弹性，能够缓冲震荡，保护脑、脊髓和胸、腹腔的器官；在高低不平的地方站立、行走，三点可以定出一个平面，维持身体的重心平衡。而日常站立、行走、跑、跳等对足弓施加一定的压力，因此，足部是容易引起劳损的部位。

足部的保健推拿，有助于缓解足部的疲劳，预防和治疗足部的劳损。足部保健推拿的作用是放松局部的肌肉，改善血供，缓解肌肉的紧张痉挛等，主要施术于胫骨前肌、胫骨后肌、腓骨长肌、腓肠肌等。

［治疗原则］缓解紧张，解除痉挛。

［施术部位］足部和小腿部。

［基本手法］拿揉、推法、点按、摇法、擦法。

［操作时间］每次15～20分钟；每周2～3次。

［手法操作］

1. 拿揉小腿前外侧肌肉　顺序从上到下，力量轻柔舒适，时间2～3分钟，点按犊鼻、足三里、阳陵泉、丘墟、绝骨等穴各1分钟。

2. 拿揉小腿后侧肌肉群　手法力度由浅入深，配合按揉承山、太溪、昆仑等穴，每穴1分钟。

3. 推、揉小腿内侧肌肉群　顺序从下到上，手法力度轻柔并点按阴陵泉、地机、漏谷、三阴交等穴，每穴1分钟。

4. 活动踝关节　患儿仰卧位或坐位，术者在踝部施行按揉，然后用双手手掌夹住踝关节来回搓，刺激内外侧穴位，以透热为度。

5. 按摩足底　用手掌擦脚心，以透热为度配合点按涌泉穴，两侧各按摩5分钟。

【辅助调理】

［中药治疗］中药治疗能够散风祛湿、疏通经络、活血化瘀、和胃健脾、强筋壮骨。可在专科医师指导下选择应用健步虎潜丸、龙牡壮骨颗粒等。

［敷贴疗法］适用于扁平足初期疼痛患儿。可选用消肿散、定痛膏等。

［足浴疗法］足浴可以促进人体脚部血液循环。可在专科医师指导下辨证论治，采用中药足浴，达到疏通气血、经络的目的。常用中药有透骨草、伸筋草、海桐皮、川椒、艾叶、川牛膝、红花、莪术等。使用时，将装有足浴药物的药袋放入煎锅中，加水1500mL，煎沸15分钟，将药液倒入浴盆中，水温40℃～42℃，液面至踝关节浸泡双足15～20分钟，每日睡前1次。

［药包热敷］选用海桐皮汤或八仙逍遥汤，将选好的药物在砂锅内或锅内煮热，用布包裹，敷于患病部位或穴位。每次热敷时间不宜超过30分钟，每日2次。

［艾灸疗法］将艾条的一端点燃，对准应灸的腧穴或患处（涌泉、解溪、三阴交、悬钟、阿是穴等），距皮肤 2～3cm 实施灸法，使患儿局部有温热感而无灼痛为宜。每处灸5～7 分钟，至皮肤红晕为度。

［刮痧疗法］刮痧部位涂抹适量刮痧油。刮小腿内侧、外侧、后侧肌肉，用力要轻柔，不可用力过重，可用刮板棱角刮拭，以出痧为度。最后刮足部外侧昆仑穴，中间解溪，内侧太溪、大钟、照海等，重刮，30 次，出痧为度。每周 1～2 次，10 次为 1 个疗程。

［拔罐疗法］用闪火法（将点燃的酒精棉球，伸到罐内烤一下，抽出棉球，很快罩扣于患处皮肤上）将罐吸附于委中、承筋、三阴交、阳陵泉、悬钟等穴上。亦可用抽气罐吸附于上述穴位，留罐 10～15 分钟，隔日 1 次。10 次为一疗程。

［其他疗法］平时注意避免负重过多或站立过久，加强儿童足内、外在肌的功能锻炼，如足跖行走、跖屈运动、提踵外旋运动等。同时选择有良好足弓支撑的鞋子以及避免过长时间站立等，对平足症的预防均有一定意义。

【注意事项】

（一）避免诱发因素

预防和纠正扁平足，须使儿童期的营养科学适度，避免过于肥胖；在足弓尚未较好形成的情况下避免过早站立行走，减少长时间走路、站立或负重运动等易使足部受压过重的运动。

（二）增强肌肉锻炼

可每天定时做足部、小腿的肌肉锻炼。如用足跟、足尖及足的外缘走路，锻炼足部肌肉；练习跳绳、跳橡皮筋、踮起足尖做体操或练舞蹈等能使腿部肌肉胫前肌、胫后肌、腓骨长肌等得到充分锻炼，这些肌肉组织的强壮有利于足弓的维持和提升。平时行走注意足不要内扣，纠正走八字步的习惯。

（三）正确选择儿童鞋

儿童在足部发育阶段若穿着不适合的儿童鞋，会妨碍足部骨骼发育，建议家长根据儿童足部发育阶段的不同情况，给孩子选择功能性的儿童健康鞋及有足弓承托的鞋垫，配合有后跟杯加硬设计的儿童鞋，给儿童的足部创造一个良好的发育环境。

第九节　少儿足内翻与足外翻

少儿足内翻与足外翻是由于先天发育不良或后天因素所导致的少儿足部筋骨异常病症。临床以足部畸形、下肢功能活动失常为主要表现。足内翻与足外翻致病因素与临床表现不尽相同，但都严重影响了少儿的下肢负重、站立和行走功能，也影响了少儿的生长发育与身心健康。少儿推拿具有疏通经络、理筋正骨、矫正形体、恢复功能的作用，对于小儿足内翻与足外翻的矫形康复有显著的效果。而且年龄越小，效果越好，致残率越低。因此，本教材将其合并讨论。

【病因病机】

（一）小儿足内翻

小儿足内翻是由于胚胎发育异常或后天创伤、神经损伤所导致的足部畸形，是少儿常见病、多发病，小儿足内翻可能与以下因素有关。

1. 先天因素 多数学者认为该畸形为胚胎发育早期受内、外因素的影响导致发育异常所致。也可能与胎儿足在母体子宫内位置不正有关，常见于先天性马蹄内翻畸形。

2. 后天因素 由于间接或直接暴力引起的后跟骨折、距骨脱位或踝部扭伤而引起的踝部特殊体位，大多数病变主要在跗骨，尤以距骨的变化最为明显，从而导致畸形。久之则使软组织发生挛缩，使畸形较为固定。在继续发育过程中，骨在受压力小的部位发育正常，而在受压力大处则发育受阻，逐渐形成骨性畸形，常见于踝部内翻损伤。

（二）小儿足外翻

小儿足外翻是由于先、后天因素使足部肌腱和韧带发育不良或肌张力异常、神经损伤而引起的足部畸形。

1. 先天因素 伴有足外翻的脑瘫少儿，为上运动神经元损害，失去对下运动神经元的控制，会引起小腿肌张力异常，导致足踝关节稳定性差，严重影响少儿下肢承重、站立和行走功能。

2. 后天因素 足外翻肌（腓骨长短肌、第三腓骨肌）肌力过高，而足内翻肌（趾长屈肌、胫骨前后肌）肌力过弱所致。当少儿开始直立、负重，踝、足的功能发育受到膝、髋、躯干的影响，会加剧足外翻的形成。

总之，造成足外翻的原因很复杂，特别是当少儿开始直立、负重，踝、足的功能发育受到膝、髋、躯干的影响，会加剧足外翻的形成，同时足外翻又将影响到膝、髋、躯干的运动。如伴有腓肠肌瘫痪，则表现为仰趾外翻跟行足；若跟腱有力或挛缩，则出现马蹄外翻足；如并有足内在肌瘫痪，以致维持足弓的肌力遭到破坏，则伴有足弓塌陷、前足外展、外旋等畸形。

【临床表现与诊断】

（一）小儿足内翻

1. 症状 少儿出生后一侧或双侧足显示程度不等内翻下垂畸形。轻者足前部内收、下垂，足跖面出现皱褶，背伸、外展有弹性阻力。至小儿学走路后，畸形逐渐加重。足部及小腿肌力平衡失调，正常肌痉挛，加之体重影响，足内翻下垂加重。步态不稳，跛行，用足背外缘着地。

瘦长型（松弛型）足内翻表现为足外形瘦小，畸形较轻；短肥型（僵硬型）足内翻表现为足肥而短，足跟小，畸形严重。

2.体征

（1）足前部内收内翻，距骨跖屈，跟骨跖屈内翻，跟腱、跖筋膜挛缩；前足变宽，足跟变窄，足弓高，足外缘凸起；外踝偏前突出，内踝偏后且不明显。

（2）站立时足外缘负重，严重时足背外侧负重，负重区产生滑囊及胼胝。

（3）单侧畸形，走路跛行；双侧畸形，走路摇摆。

3.病史　胎儿在宫内受压以及踝部内翻损伤史。

4.X线检查　正位X线片示距跟角（距骨轴与跟骨轴的相交角）＜30°。距骨纵轴与跖骨纵轴的相交角为0°～20°。综合上述两角度测量结果对诊断有一定帮助。侧位X线片示距骨纵轴与跟骨跖面切线所成相交角＜30°，否则有足下垂。

（二）小儿足外翻

1.症状　以前足外展、外旋、足弓塌陷为主要临床表现，站立时后跟倾斜过多，伴有扁平足和舟骨塌陷。

2.体征

（1）出生后即出现单侧或双侧足部程度不等之畸形，足部呈踝关节跖屈位，内翻、内收畸形，足外翻背伸时有弹性阻力。

（2）患儿学行走时，用前足或足外侧缘着地行走，随着年龄渐大，畸形渐加重，严重者足背着地行走，负重处出现滑囊和胼胝。

3.病史　胎儿在宫内受压致使足外翻。

4.X线检查　足正侧位X线片上可以看到距骨、跟骨、骰骨的骨化中心，有时可见到第三楔骨，所有的跖骨和趾骨均已出现，而跗舟状骨要到3岁才出现骨化中心。

根据局部症状及体征，结合X线检查即可做出明确诊断。

【推拿调理】

本病的调理以推拿治疗为主，辅以保健调理。

（一）推拿治疗

小儿足内翻与足外翻是少儿的常见病、多发病，大部分可通过手法整复矫正治疗。一般来说新生儿出生一周后就可进行推拿治疗，早发现早治疗效果最好，不但可恢复足的正常形态，而且能恢复足踝功能，减少后遗症，能正常负重和行走。因此选择合适的方法才会给孩子带来最快速的治愈，很多患儿经治疗后都能像正常人一样自如地行走。

[治疗原则]　舒筋活络，强筋健骨，解痉止痛，松解粘连，活血祛瘀。

[施术部位]　足部、小腿。

[基本手法]　按揉法、拔伸法、屈伸旋转法、牵引旋转法、推搓法。

[操作时间]　每次15～20分钟；1日1次或2日1次。

[手法操作]

1.小儿足内翻　先天足内翻者，早期可以施行手法整复和悬吊法，以利足功能恢复。

踝部内翻损伤可按不同的症状类型，施行手法整复或手术，再加之石膏固定，可同时配合中药强筋健骨以利骨折恢复。

（1）被动运动 患儿取仰卧位，治疗者控制患儿的足外侧缘，向内、外侧进行反复牵拉，以刺激胫前肌、胫后肌的兴奋性；对胫骨前肌和胫骨后肌做快速的叩击，以诱发肌肉收缩。

（2）主动运动 可以让患儿在横截面为三角形的长木板上行走，促进其足外侧缘持重。若患儿的距小腿关节有部分活动度，治疗者可以协助患儿完成全关节范围的活动；若患儿能够完成步行，则应在患儿的鞋子里面、足弓下方放置一块小布团或垫，可以撑高足弓，使足外侧缘承担部分体重。

2. 小儿足外翻 通过牵伸、按摩及诱发方式，对由于不同机制形成的足外翻有针对性地选择康复矫正手法。

（1）对痉挛的足外侧肌群轻柔摩擦、肌腱按压和松解；足内侧松弛的肌肉多击打、重压和刺激，增强其肌张力和收缩力。

（2）适度牵拉足外侧缘挛缩的软组织，由弱到强，逐级加力，缓慢施行。

（3）托住患儿踝关节的后部，刺激其足内侧缘，诱发足做主动内翻及背屈的动作。

（4）患儿扶站时前足掌负重。在使用足部矫正手法时，根据患儿足外翻的情况选择不同的方式及矫正的程度等，尤其在牵伸过程中注意防止过度机械牵拉，以免造成周围软组织损伤或骨折的发生。

（5）白天按摩推拿两下肢内侧肌肉并将足内收，内翻，内旋；每天 2 次，每次 30 ～ 40 下。夜间睡眠时将两下肢绑在一起，或用小夹板固定。

（6）"N 神经细胞微创介入"治疗 根据少儿的情况，在专科医师指导下进行此项治疗。

（二）保健调理

通过足部的保健治疗，有助于缓解足部肌肉的紧张，能够舒筋通络，增强肌肉韧带力量，加强血液循环，强筋健骨，预防和治疗足部畸形。

［调理原则］缓解紧张，解除痉挛，舒筋活络，强筋健骨。

［施术部位］足部和小腿部。

［基本手法］拿揉、推法、点按、摇法、擦法。

［操作时间］每次 15 ～ 20 分钟；每周 2 ～ 3 次。

［手法操作］

1. 拿揉小腿前外侧肌肉 顺序从上到下，力量轻柔，时间 2 ～ 3 分钟，点按犊鼻、足三里、阳陵泉、丘墟、绝骨等穴各 1 分钟。

2. 拿揉小腿后侧肌肉群 手法轻柔，力度由浅入深，配合按揉承山、太溪、昆仑等穴，每穴 1 分钟。

3. 推、揉小腿内侧肌肉群 顺序从下到上，手法力度轻柔并点按阴陵泉、地机、漏谷、三阴交等穴，每穴 1 分钟。

4. 拿揉踝关节 一手握住婴儿小腿下端及两踝关节后跟部拉紧，将足内翻和外翻矫正，另一手擦滑石粉用轻揉的手法，推拿内外踝关节及足内外缘的软组织，解除关节周围软组织挛缩。

【辅助调理】

［中药治疗］中药治疗可散风祛湿、疏通经络、活血化瘀、和胃健脾、强筋壮骨。可在专科医师指导下选择应用健步虎潜丸、龙牡壮骨颗粒等。

［敷贴疗法］适用于小儿足内外翻后期疼痛者，可选用消肿散、定痛膏等。

［足浴疗法］足浴可以促进人体足部血液循环。可在专科医师指导下辨证论治，采用中药足浴，达到疏通气血、经络的目的。常用中药有伸筋草30g、透骨草30g、红花15g、当归尾15g、牛膝20g、苏木10g、艾叶12g、花椒12g、甘草10g、制乳香15g。使用时，将装有足浴药物的药袋放入煎锅中，加水1500mL，煎沸15分钟，将药液倒入浴盆中，水温38℃～40℃，液面至踝关节浸泡双足5～10分钟，每日睡前一次。

［艾条疗法］将艾条的一端点燃，对准应灸的腧穴或患处（涌泉、解溪、三阴交、悬钟、阿是穴等），距皮肤2～3cm实施灸法，使患儿局部有温热感而无灼痛为宜。每处灸5～7分钟，至皮肤红晕为度。

【注意事项】

（一）婴童期注意营养保健，日常生活饮食搭配要科学营养，适量运动。

（二）在操作过程中手法一定要轻柔，循序渐进，不可急于求成，切忌用猛力，以免加重损伤或造成骨折。

（三）在少儿时期注意脊髓灰质炎等疾病的预防，防止少儿足部畸形的发生。

第十章 少儿筋骨异常后遗症推拿调理

少儿筋骨异常的原发损伤愈合，通过药物或锻炼之后，仍有不同程度的肢体畸形及功能障碍者，即为少儿筋骨异常后遗症。如四肢骨折或关节脱位整复后，遗留的关节僵直，肢体麻木、发凉，筋肉萎缩等即属此类。少儿推拿对于肢体关节畸形的矫正和功能的恢复，对于粘连组织的剥离，均可取得较好的治疗效果。

第一节 周围神经损伤

周围神经损伤是由于外力作用于局部神经，使其长期受压，神经纤维供血受阻而导致的一种神经损伤性病症。临床以受该神经支配的区域出现感觉障碍、运动障碍和营养障碍，受累肢体的肌张力降低、神经反射异常等为主要表现，是伤科常见的后遗症之一。如治疗不及时会造成患儿受累肢体功能的不可逆丧失，甚至终身瘫痪。少儿推拿手法能够理筋整复，活血化瘀，疏通经络，加强组织代谢，改善神经、肌肉营养，促进气血运行与功能恢复，对本病的治疗有不可取代的优势。

本病属中医学"痹症"范畴。

【病因病机】

周围神经损伤，常由挤压、挫裂、牵拉等原因所引起。

（一）疾病

如神经干长期受压迫，可致神经纤维供血受阻，发生退行性改变而失去功能，但其鞘膜和结构仍保持完整。

（二）外力因素

神经受到较小的钝性暴力而挫伤，神经轴或鞘膜少部分损坏；若有尖锐的骨片将神经刺伤，则神经轴与鞘膜大部分或全部断裂；若肢体受到强力牵拉，可发生严重的损伤，故大部分难以恢复。神经轴或鞘膜受到破坏，2～3个月神经元纤维及神经髓鞘分裂成小段而被吸收，仅剩下管状的神经鞘膜。神经断裂缝合后，约在第10天以后，每天以1mm的速度从近端向远端生长。影响神经再生的因素，与损伤的程度、性质、断裂之间是否有空隙、缝合的时间及缝合正确与否有关。

【临床表现与诊断】

周围神经损伤，具有受累肢体的肌张力降低，反射、感觉、运动消失等特点。肌肉逐渐萎缩，伤后3个月最明显，1～2年萎缩达到极限，并出现皮肤、肌肉、关节囊萎缩变性，关节强直，指甲粗糙等。不完全损伤者，受累肢体可保存部分功能，并可出现感觉过敏现象。临床上常见的损伤如下：

1. 臂丛神经损伤 轻者，仅上肢某一部分不能运动，无明显感觉障碍，可出现部分肌群瘫痪或运动无力；重者，受累肢体出现较重的瘫痪和运动、感觉障碍。臂丛神经完全损伤，受累以下肢体呈弛缓性下垂，并随躯干运动而摇摆，由于肌肉严重萎缩、松弛，肱骨头常位于关节下半部而呈半脱位。上臂损伤，肩、肘、腕及掌指关节自主运动功能丧失，前臂处于旋前位，上肢外侧麻木，大鱼际肌与桡侧屈腕肌麻痹。前臂损伤，前臂或腕的功能部分或全部丧失，上肢内侧麻木，手内侧肌瘫痪，小指、无名指屈伸功能丧失。

2. 桡神经损伤 主干损伤者，出现腕下垂，伸指肌与拇外展肌功能丧失，一、二掌骨背侧面皮肤感觉消失。深支损伤，出现伸指肌和拇外展肌功能丧失，桡侧伸腕长肌功能存在；浅支损伤，仅出现拇、食指背侧皮肤感觉消失。

3. 正中神经损伤 损伤后桡腕关节不能屈曲，拇指不能对掌，拇、中、食三指屈肌功能丧失，大鱼际肌肉萎缩，呈猿手样改变，桡侧三个半指掌面浅感觉消失。

4. 尺神经损伤 损伤后出现小鱼际肌和骨间肌萎缩，各指不能做收展动作，小指、无名指的掌指关节过伸、指间关节屈曲，呈爪形畸形；小指与无名指尺侧半掌面与背侧皮肤感觉消失。

5. 坐骨神经损伤

（1）坐骨神经干高位损伤 膝关节屈曲功能丧失，小腿及足部肌肉全部瘫痪，足下垂。小腿后、外侧和足部浅感觉消失。

（2）腓总神经损伤 呈现足下垂，足不能外翻和背伸，小腿前外侧和足背浅感觉消失。若腓深神经损伤，则出现足下垂，第1、2趾之间皮肤感觉丧失。不影响足的外翻活动。

（3）胫神经损伤 主干损伤时，足不能跖屈、内翻活动，足趾不能跖屈及收展活动。足底内、外侧神经损伤时，足趾不能跖屈，足底及各趾末节的背面浅感觉消失。

【推拿调理】

本病的调理以推拿治疗为主。

［治疗原则］改善血液循环，增强新陈代谢，疏通局部筋络，促进功能恢复。

［施术部位］受累肢体及经络腧穴。

1. 上肢 取天鼎、缺盆、肩井、天宗、肩贞、极泉、曲池、小海、外关、内关、合谷，及损伤神经支配区域。

2. 下肢 取环跳、上髎、次髎、承扶、殷门、委中、承筋、承山、昆仑、太溪、气冲、冲门、髀关、风市、阳陵泉、足三里、绝骨、解溪、血海、阴陵泉、三阴交、公孙、太白，及损伤神经支配区域。

［基本手法］推法、揉法、擦法、按法、拨法、弹法、拿法。

［操作时间］每次 20 ～ 30 分钟。

［手法操作］上肢神经损伤，患儿取坐位；下肢神经损伤，患儿取卧位。术者立其伤侧，按下列四个步骤施术手法。

1. 推擦揉按伤肢法 双手由伤肢近端交替推至远端数十次；单手小鱼际部或掌指关节擦伤肢数分钟；双手掌或多指抱揉伤肢 5 ～ 7 遍；双拇指由近侧向远端交替按压损伤神经路线数遍。

2. 拨打拿弹伤肢法 由近端至远端用双手拇指重拨、双手空拳或掌侧交替打叩、多指捏拿、提弹伤肢筋肉各 5 ～ 7 遍，此步手法以肢体发热为度。

3. 揉按伤肢腧穴法 双手或单手拇指按、揉伤肢常用腧穴 5 ～ 7 个，各个腧穴操作 1 ～ 2 分钟；拇指拨损伤之神经干易触及的部位 3 ～ 5 次。

4. 揉搓撞震伤肢法 双手掌相对往返揉、搓伤肢数遍；继之，一手固定伤肢上段适宜部位，另手握伤肢远端向上撞震伤肢三大关节；压放气冲穴各半分钟，掌推抚伤肢结束。

【辅助调理】

［药物疗法］在专科医师指导下选择应用内服滋补肝肾类药物配合治疗。

［物理疗法］在专科医师指导下选择应用其他物理疗法配合治疗。

［针灸治疗］取穴以损伤神经相应夹脊穴及分布区穴位为主，留针 20 ～ 30 分钟，间隙运针，1 ～ 2 分钟 / 次。配合电针、温针、穴位注射甲钴胺等。

［饮食调理］保持营养平衡，补充神经营养素，尤其是 B 族维生素。

［手术治疗］通过积极治疗，1 ～ 2 年仍不能恢复者，上肢神经损伤，可考虑肌腱转移手术，以改善肢体运动功能；下肢神经损伤，应该考虑关节融合术，以稳定关节。

［其他治疗］神经电刺激治疗、高压氧仓治疗。

【注意事项】

（一）预防

1. 注意伤肢保暖，禁用冷水冲洗。

2. 多饮水，避免咖啡、烟酒等刺激物。

（二）日常护理

1. 根据神经损伤的性质和部位予以核实肢位摆放、保持肢体功能位。

2. 坚持康复治疗，预防关节挛缩及废用综合征。

3. 定期复查。

（三）功能锻炼

加强功能训练，有助于改善神经、肌肉营养与促进功能的恢复。

第二节　四肢关节僵直症

四肢关节僵直症是指四肢的关节筋骨损伤后，因处理不当或损害严重而引起关节的主动活动和被动活动受到限制的筋骨异常病症。严重者可出现关节畸形、功能丧失。由于少儿正处在生长发育阶段，筋骨形体成而未壮，失治、误治均可导致四肢关节不可逆的损伤后遗症，影响少儿的生长发育与身心健康。少儿推拿手法具有疏通经络、舒筋活血、剥离粘连、滑利关节之功效，对于肢体关节畸形的矫正和功能的恢复，对于粘连与疤痕组织的松解，均有较好的治疗效果。

感染性疾病，如结核、骨髓炎、类风湿或化脓性关节炎等引起的骨性关节僵直症，不属于手法调理之列，临床应注意区别。

本病属中医学"筋痹""挛痹"范畴。

【病因病机】

在间接或直接暴力引起骨折、脱位的同时，关节内、外亦发生损伤性改变，即"脱位则筋挪，骨断则筋裂"。中医学认为，主要是经络阻塞，气血不通，营卫不能通达内、外，关节周围筋肉组织得不到濡养，导致关节活动不利。下列原因可引起上述病变。

（一）外力因素

关节附近的骨折或骨折波及关节面，光滑的关节面遭到破坏，而变得粗糙不平，或伤后组织内出血和渗出，造成纤维沉着和血肿机化，以及长期固定，引起关节粘连和僵直。

（二）后遗症

1. 骨折或脱位治疗不当，如整复不良，畸形愈合，影响肢体的功能活动。

2. 骨折或脱位整复后的超关节外固定，时间过长或固定过紧，迫使受伤肢体长期处于静止的伸直或半屈位，致血管受压，血流不畅、组织缺氧、炎变，关节及其周围筋肉组织失去原有的张力和弹性，发生失用性萎缩或退行性改变，使关节活动功能减弱或丧失。

3. 少数伤筋的病例，因处理不当，或患儿为了减轻伤部的疼痛而不敢活动，久之，即形成关节某个方向运动受限制。

（三）风寒湿因素

损伤后因保护不严，复感风寒湿外邪，而出现肢体酸软、无力和疼痛。

【临床表现与诊断】

（一）症状

因肢体各部关节的结构和功能各不相同，故各部关节僵直的临床表现亦有所差异，但一般具备严重的关节活动障碍，程度不同的疼痛和局部肿胀，可影响到下或上一个关节的功能活动，伤肢发凉（皮温降低）等症状。

（三）体征

检查时，可触及受伤关节增大，其周围筋肉可有不同程度萎缩及硬块或挛缩，压痛明显。伤肢远端皮温降低或感觉迟钝，骨折部粗大、凸凹不平或成角畸形。在个别病例中，骨折处可触及内固定之遗留物（如股骨干的不稳定性骨折，多采用内固定），皮肤表面有手术瘢痕。

（四）病史

本病多见于既往有骨折、脱位或伤筋病史的患儿。

（五）X线检查

X线检查，正、侧位片可提示骨骼损伤、骨质愈合情况、关节腔有无改变等，并可排除其他骨病。

对于初诊患儿，应详细询问病史及治疗经过，细心检查，再结合正、侧位X线片，观察骨折愈合是否牢固及关节腔的变化情况，不难做出诊断。

【推拿调理】

本病的调理以推拿治疗为主，辅以保健调理。

（一）推拿治疗

［治疗原则］疏通经络，舒筋活血，剥离粘连，滑利关节，恢复功能。

［施术部位］僵直关节周围肌肉韧带及经络腧穴。

1. 上肢　天鼎、缺盆、天宗、肩髃、极泉、小海、曲池、泽间（尺泽与曲泽连线之中点）、内关、外关、阳池、合谷、后溪等穴。

2. 下肢　环跳、冲门、气冲、髀关、风市、梁丘、阴陵泉、阳陵泉、血海、殷门、委中、合阳、足三里、绝骨、承筋、承山、昆仑、太溪、解溪等穴。

［基本手法］按法、点法、拨法、晃法、放法、推法、舒法、抿法、拉法、提法、撞法、震法等。

［操作时间］每日1次，每次30分钟，治疗不可中断。

［手法操作］

1. 按法　为静而深透之法。系用手掌或掌根在躯干、四肢和脏腑体表等部位进行按压、停留的时间较长，其压力应作用于脏腑与骨髓深部，能通经络、活气血、开窍止痛。

2. 点法　为静沉之法。系用指端点压体表各部位。主要用于经络、血脉系统，能镇静止痛，祛瘀消肿。

3. 拨法　为活散之法。系用拇指或多指顺肌肉纤维的垂直方向左右分拨。多用于关节周围及脊柱两侧。主要作用于筋骨、肌肉之间，能活血祛瘀、除风散寒、解痉止痛、剥离粘连。

4. 晃法　为活动之法，又称频动法。系用手握住骨之远端或关节相邻两端摇摆晃动，节律迅速。主要作用于关节及其周围组织，能舒筋活血，滑利关节。

5. 放法　为缓动之法。系用手握住同一肢体上、下骨之远端牵引、展开的动作。一般作用于关节、血脉和筋肉之间，能松筋通络、活动关节。

6. 推法　为活畅之法。系用手掌向上或向下频频推进的动作。一般作用于皮毛、经络，故能疏经活络、通畅气血。

7. 舒法　为调和之法。系用手掌或多指做缓缓而行的抚摩捻揉动作。主要作用于皮肤和筋肉之间，能利气散瘀、温热解痛。

8. 抿法　为强动之法。系用手握住同一肢体上、下骨的远端用力屈压的动作。主要作用于筋肉、血脉和关节深部，能伸展筋肉、活动关节。

9. 提法　为动引之法。系用手握住肢体远端提起来牵引抖动。一般作用于筋肉、血脉之间，能整逆归顺、增强功能。

10. 拉法　为动展之法。系用手握住肢体之两端对抗牵引的动作。主要作用于筋肉、关节及其周围组织，能舒筋活血、滑利和松动关节。

11. 撞法　为动补之法。系用手握住骨的末端向上推顶撞动。主要作用于血脉、筋肉及关节部位，能行气生新、强壮筋骨。

12. 震法　为震动之法。系用掌侧或空拳切打捶击关节周围，引起传导的动作。主要作用于经络、血脉系统，能通经络、活气血、祛外邪、提精神。

根据临床运用的需要，上述手法可单独使用，亦可多种手法综合使用。如撞晃拨、抿放拉提等。其疗效取决于手法之熟练与技巧的发挥。

（二）保健调理

［治疗原则］疏通经络，伸展筋肉，滑利关节。

［施术部位］僵直关节及周围肌肉韧带。

［基本手法］按法、点法、拨法、晃法、推法、舒法、震法。

［操作时间］每次 15 ～ 20 分钟；每周 1 ～ 2 次。

［手法操作］

1. 推抚舒搓活血法　患儿体位以舒适为宜。术者立于伤侧，两手掌放于患关节两侧做上下推抚；然后，双手掌合于关节周围，做小幅度的快速舒搓（推抚、舒搓手法可反复交替操作）。此法可使局部发热，加速血流。

2. 舒拨透热消积法　患儿体位同上。术者一手或双手多指置于患关节两侧上、下，做快而稳的由轻到重的舒拨，从而达到剥离粘连、导热入里、促进血流、消除积聚之物的目的。

3. 牵拉弹拨筋法　患儿体位同上。术者一手握拿伤肢远端适宜部位，用力向下牵拉，另手多指置于患关节的肌腱或韧带处，在牵拉的同时快速分拨，从而达到松动关节、剥离粘连、舒顺筋肉之目的。

4. 局部晃拨关节法　患儿体位同上。术者用手握拿患关节邻近的骨端，先轻后重，由慢而快的左右晃拨。可将粘连之筋肉剥离、松软、理顺，并有松解关节滑膜、灵活关节的作用。

5. 晃拨搓震舒松法　患儿体位同上。术者一手握拿伤肢远端适宜部位，将患关节屈曲，另手拿压于患关节适宜部位，做轻快晃拨，使关节内生热，然后用小鱼际部轻快地搽震其上、下部。此法有舒松筋肉、缓解术后不适之功效。

【辅助调理】

［中药熏洗］在专科医师指导下辨证论治。

1. 方剂

（1）一号方剂

①处方　天南星、草乌、川乌、血余炭、赤芍、甲珠（猪蹄甲代）各15g，海桐皮、白蔹、白硼砂各12g，食醋100g。

②主治　关节僵硬，骨膜增生，骨化性肌炎等。

（2）二号方剂

①处方　当归尾、闹羊花、川椒、透骨草、寻骨风、伸筋草、续断、海桐皮各15g。

②主治　骨关节损伤后引起的关节僵硬、强直，陈伤阴雨天作痛。

2. 用法　将上述药物研末或打碎，用纱布包起（不宜包得过紧），或把药直接放入盆内加水2000mL熬开即可。盆上置一厚木板，趁热将受伤关节放于盆面木板上，用厚棉垫覆盖伤肢，用药水热气熏蒸受伤关节，以出汗为度，再用此药水淋洗或浸泡伤处至热水转温为止，用干布擦干伤处，勿使其受凉，每日2～3次，每次15～20分钟；一剂可用2～3日，至愈为止。关节僵硬者，熏洗后即可做推拿手法治疗及功能锻炼。

3. 作用　中药熏洗，可使筋肉受热、松弛，血管扩张，加速血流，疏通伤处经络，具有活血化瘀、散寒止痛的作用，对关节僵直及伤后夹杂风寒湿和酸痛麻木等症均有显著的疗效。

【注意事项】

（一）按摩治疗骨折、脱位及伤筋所引起的关节僵直。须做到诊断明确，辨证施治；体位舒适，操作谨慎；用力恰当，避免再伤。若关节疼痛严重，应首先在同侧肢体上、下部取3～5个穴位，静压镇痛，而后再施手法治疗。

（二）禁用冷水冲洗伤部，并注意局部保暖。

（三）功能锻炼：平时应注意进行积极的功能锻炼和坚持医疗练功，以提高和巩固治疗效果。

（1）上肢　除按照不同关节的正常活动方向进行活动外，应着重进行拉滑车、划船及棍棒操练习。

（2）下肢　除按照正常关节活动进行锻炼外，应着重注意起蹲、跪蹲、坐位足下滚木等练习。

第三节　少儿骨折后康复

少儿骨折后康复是促进骨折部位恢复正常功能的重要环节。骨折后的长期制动和外固定治疗，会导致肌肉萎缩、失用性脱钙后的再骨折、关节粘连、关节功能受损和僵硬。骨折愈合后，肢体的正常功能却不能恢复，运动受限，影响到少儿日常生活和生长发育，所以骨折后进行康复理疗意义重大。

少儿推拿具有疏通经络、活血行气、消除肿胀、缓解疼痛、促进肢体功能恢复的作用，配合药物敷贴、药浴、拔罐、饮食等疗法，是骨折后康复的重要组成部分。

少儿骨折后康复属中医学"正骨理筋"范畴。

【康复锻炼意义】

康复锻炼可以促进消肿，预防或减轻关节粘连和僵硬，预防和减少肌肉萎缩；可以促进血液循环，预防血栓形成，减少并发症；可以促进骨折愈合，增强骨质代谢，提高骨质修复能力，使骨折部位更为稳定。本篇主要介绍少儿推拿手法、功能锻炼、药浴、饮食疗法对少儿骨折固定后的康复锻炼方法。

【骨折后康复分期】

康复治疗的分期与骨折愈合的过程密切相关，根据骨折愈合的不同时期，可将骨折康复分为三个时期。

早期——骨折经处理后 2 周以内。

中期——伤后 2 周到骨折临床愈合期。

后期——达到临床愈合或去除外固定后。

【推拿调理】

本病的调理以推拿治疗为主，辅以功能锻炼。

［治疗原则］健脾助运，补肾增髓，强筋健骨。

［施术部位］少儿经络腧穴、特定穴位。

［基本手法］推法、揉法、捏法、按法、按揉法、神阙静振法。

［操作时间］康复早期每次 20～30 分钟；每天 1 次。

［处方 1］脾经、足三里、肾经、涌泉、肾俞、昆仑、捏脊、神阙静振法。

方义：补脾经、按揉足三里可健脾助运；补肾经、揉涌泉能补肾益精；点按肾俞、昆仑可补肾强筋健骨；神阙静振法可脾肾双补，先后天互补；捏脊能强体质促生长。

［处方 2］脾经、足三里、肾经、涌泉、肾俞、委中、三阴交、昆仑、神阙静振法。

方义：补脾经、按揉足三里可健脾助运；补肾经、揉涌泉能补肾益精；点按肾俞、委中、三阴交、昆仑能补肾强筋健骨；神阙静振法可脾肾双补，先后天互补。

【功能锻炼】

（一）锁骨骨折

（1）早期 患儿做握拳、伸指、分指、腕屈伸、前臂内外旋等主动或被动练习。幅度由小到大，练习时间逐渐增加，并逐渐增加用力程度。

（2）中期 骨折后 2 周可增加捏小球、抗阻力腕屈伸运动，主动或被动的肩外展、旋转运动。骨折后 3 周可增加抗阻力的肘屈伸与前臂内外旋转；仰卧位，头与双肘支撑做挺胸练习。主动或被动练习时，幅度由小到大，练习时间逐渐增加。

（3）后期　骨折愈合解除外固定后，应开展全方位肩关节活动练习。

（二）肱骨干骨折

（1）固定后即可做屈指、掌、腕关节活动，患肢做主动肌肉收缩活动。伤后 2～4 周除继续以上训练外，应逐渐做肩、肘关节活动。

（2）旋转肩关节　身体向患侧倾斜，肘关节屈曲 90° 以上，健手握住患侧手腕部，做肩关节旋转动作，即画圆圈动作。

（3）外展、外旋运动　上臂外展、外旋，用手摸自己的头后部。

（4）双臂轮转。

（三）尺桡骨骨折

（1）早中期　锻炼方法同肱骨干骨折锻炼方法。

（2）后期　骨折愈合后，增加前臂旋转活动及用手推墙动作，使上、下骨折端产生纵轴压力。

（四）股骨颈骨折

（1）骨折复位固定后即可早期做趾与踝关节的主动伸屈练习，旋转活动练习，股四头肌静止收缩，每天 3～4 次，每次 10 下。

（2）术后第 2 周开始在保持股骨不旋转、不内收的情况下做髋与膝关节主动屈伸活动。3 周后可主动做屈伸患肢练习。

（3）骨折恢复期，术后 1 个月要加强髋、膝、踝部的肌力，以恢复行走能力，加强下肢的稳定性。

特别强调：股骨颈骨折应绝对卧床 3 个月，下床活动勿负重！

（五）股骨干骨折

骨折早期，做下肢股四头肌静止收缩、踝泵训练以及旋转、背伸、跖屈。

（六）髌骨骨折

（1）术后早期疼痛稍减轻后，患儿即可开始练习股四头肌静止收缩，髋、膝、踝、趾关节主动运动。

（2）固定后 3～5 天可做两腿直腿抬高和膝关节屈伸运动，扶拐进行患肢部分负重练习。

（3）石膏固定的患儿，4～8 周可去除石膏，此时可做髌骨倾向被动活动，做主动屈膝活动练习，6～8 周可负重行走。

（七）胫腓骨骨折

（1）早期　疼痛减轻即刻进行股四头肌静止收缩运动，髌骨被动活动及足部跖趾关节和趾间关节活动。

（2）后期　外固定去除后，伤口愈合，可充分练习下肢各个关节活动，并逐步去拐行走。增加髋、膝、踝关节活动练习，可做起立与坐下练习，健肢站立，患肢做髋屈伸、内收；踝关节内外翻抗阻力活动。

（八）肋骨骨折

（1）注意卧床休息，勿做剧烈运动。
（2）加强呼吸功能锻炼，可采用吹气球、深呼吸以增加肺的呼吸功能。

【辅助调理】

［药浴］药浴在后期拆除夹板或石膏后便可开始。

处方1　自然铜30g，骨碎补30g，透骨草50g，红花30g，乳香10g，没药10g，桃仁10g，土鳖虫10g。

制法：将上述药加水2500mL，煮沸20分钟，去渣，趁热熏蒸患处，待药液适温后浸洗患处，每日1～2次。

效用：活血化瘀，消肿止痛。用于骨折早、中期见瘀肿未消，患处疼痛者。

处方2　透骨草、伸筋草各30g，大力草、海桐花、刘寄奴各15g。

制法：将上述药物加水适量，煎沸，将药液倒入盆内，趁热熏洗患处。每次熏洗15～30分钟，每日熏洗3次。

功效：散瘀活血止痛。用于关节僵硬者。

处方3　当归、透骨草、花蕊石、赤芍、桃仁各15g，蒲公英、苏木、千年健各12g，没药、威灵仙、白及、刘寄奴、生蒲黄各10g，红花、茜草各6g，桂枝5g。

制法：将上述药物加清水适量，煮沸15～30分钟。过滤去渣，取汁倒入盆内，趁热以热气熏蒸患处。待药温降至40℃～50℃可浸洗患处，也可用两块毛巾交替浸湿敷于患处，每次1小时，每日1～2次。

效用：行血散瘀，消肿止痛。主要用于骨折后骨痂已形成、软组织损伤所发生的局部瘀血肿胀疼痛者。

处方4　当归、天仙藤、透骨草、双钩藤、鸡血藤各15g，白及、伸筋草、苏木、桃仁、五加皮、乳香、刘寄奴各10g，木瓜、红花、艾叶各6g，桂枝5g。

制法：将上述药物加清水煮沸15～30分钟，过滤去渣，取汁倒入盆内，趁热以热气熏蒸患处，待药温降至40℃～50℃时再浸洗患处。每次30分钟，每日1次。

效用：舒筋活血，通络散瘀。主要用于骨折临床愈合无明显肿痛及软组织损伤、肢体功能障碍等。

处方5　桂枝、木瓜、伸筋草、透骨草、桑枝各10g，钩藤、防风、川芎各6g，羌活、独活各4g，五加皮12g，鸡血藤15g。

制法：将上述药物加清水适量，煮沸10分钟，将药液倒入盆内，趁热熏洗患处。每次约30分钟，每日1～2次。

效用：舒筋活血，消肿止痛。主要用于闭合性骨折。

［饮食疗法］骨折的患儿的恢复期较长，故饮食上的调养就非常重要。骨折愈合主要需要胶原、钙、磷以及维生素C、维生素D，这些都是成骨要素，所以骨折以后要重点补

充这些营养物质。但早期的患儿，饮食需清淡，易吸收和消化，并多给他们食用一些蔬菜、水果、鱼汤、蛋类、豆制品等，而且应以清蒸或者炖熬为主，特别是可以多吃蜂蜜和香蕉等。因为卧床患儿大多会出现大便干结等症状，这些食物具有预防便秘的功效。

中后期的患儿身体不再那么虚弱，食欲和胃肠功能有所恢复，所以可以适当补充高蛋白、高能量饮食。

①高能量、高蛋白膳食，有助于恢复元气。

②维生素 D 骨折后若一直在室内休养，晒不到太阳，容易缺乏维生素 D。因此骨折后要多吃富含维生素 D 的食物（如鱼、肝脏、蛋黄等），并尽可能多晒太阳。

③维生素 C 富含维生素 C 的果蔬有酸枣、猕猴桃、鲜枣、沙棘、野苋菜、山楂、草莓、桂圆、荔枝、柑橘、苜蓿、花椰菜、苦瓜、绿花菜等。

④水 骨折后由于长时间卧床，活动量减少，肠蠕动慢，容易引发便秘，此时应多喝些水来保证肠道畅通。

中期，可补充的饮食有田七煲鸡、动物肝脏之类，以补给更多的维生素 A、D 钙及蛋白质。后期，食谱可再配以老母鸡汤、猪骨汤、羊骨汤、鹿筋汤、炖水鱼等。

【注意事项】

（一）良好的心理素质是骨折康复的必备条件，保持豁达乐观的心态，树立良好的自信心，能够减弱骨折及康复带来的身体不适。反之，忧心忡忡、思虑过度会使身体不适加剧，抵抗力降低，康复时间延长。

（二）鼓励患儿积极主动活动，要循序渐进，功能锻炼活动范围由小到大，次数由少到多。

（三）严格控制不利于骨折端稳定的活动。

（四）功能锻炼以恢复肢体的生理功能为主。

（五）功能锻炼、施行推拿手法时，不应引起剧痛。

（六）骨折恢复期间，应多喝水，不要吃生冷、刺激的食物，严格控制饮料的摄入。

（七）骨折延期愈合，关节内有骨折片及损伤性关节炎不宜进行功能锻炼。

第十一章　功能锻炼

第一节　概　述

　　功能锻炼是通过肢体运动来预防和治疗某些损伤性疾病，促进肢体功能恢复的一种有效方法。临床上功能锻炼有局部锻炼和全身锻炼及器械锻炼，其中局部锻炼是指导患儿主动进行伤肢的活动，促使功能尽快恢复，防止关节僵硬、筋肉萎缩。全身锻炼是指导患儿采取一定的方法进行全身锻炼，可促使气血运行，尽快地恢复整体脏器功能。器械锻炼是指导患儿利用一定的器械进行锻炼，以加强伤肢筋肉的力量。

　　少儿的生理特点是生机蓬勃、发育迅速、脏腑娇嫩、形气未充，少儿又是通过肢体运动对外界进行认识，故易造成运动系统的损伤。如果损伤不能得到及时有效的治疗及康复，将会影响少儿的生长发育，故少儿筋骨异常的康复尤其重要。

　　少儿推拿对运动系统损伤后的恢复有独到的效果，通过少儿推拿可活血化瘀、消肿止痛、濡养患肢关节筋络、促进骨折愈合、防治筋骨萎缩、避免关节粘连，扶正祛邪利于康复。目前，功能锻炼在伤科临床中已被普遍运用，并被列为治疗筋骨损伤的基础方法之一。

　　功能锻炼又称练功疗法，古称导引。它是通过肢体运动来预防和治疗某些损伤性疾病，促进肢体功能恢复的一种有效方法。

　　在《黄帝内经》中就有关于导引的记载。张介宾在《类经》注解中说："导引，谓摇筋骨，动肢节，以行气血也……病在肢节，故用此法。"张隐庵的注解认为："气血之不能疏通者，宜按跷引。"说明了功能锻炼早在秦汉以前就已成为治疗伤病的一种重要方法。

　　华佗认为："人体欲得劳动，但不得使极尔，动摇则谷气得消，血脉流通，病不得生，譬犹户枢不朽是也。是以古之仙者，为导引之事，熊经鸱顾，引挽腰体，动诸关节，以求难老。"他根据流水不腐，户枢不蠹的道理，在前人经验的基础上创立了五禽戏，后世医家又在实践中不断积累经验，逐步发展成为一种独特的功能锻炼方法。如《诸病源候论》中收集了《养生方导引法》中许多导引疗法。《备急千金要方》中载"天竺国按摩法"，实际上是运用导引与自我按摩相结合的锻炼方法，以求"百病除，行及奔马，补益延年，能食，眼明轻健，不复疲乏"。

　　《仙授理伤续断秘方》也很重视肢体损伤固定后的功能锻炼，把功能锻炼活动作为重要治疗原则，提出"凡曲转，如手腕脚凹手指之类，要转动，要药贴，将绢片包之，后时时运动，……或屈或伸，时时为之方可"。

在《医说·颠扑打伤》中有一医案，介绍了使用竹管的搓擦舒筋方法治疗膝关节损伤后遗症，不到两月，活动功能恢复如常。该书还介绍了脚踏转轴帮助关节活动功能的锻炼方法。以后元代、明代和清代的不少医家对功能锻炼都相当重视，如《杂病源流犀烛》及《古今图书集成·脏腑身形及诸疾门》等，在叙述每病方药治法后，往往还附以功能锻炼方法。

实践证明，功能锻炼对治疗损伤能起到加速气血流通，祛瘀生新，改善血液与淋巴循环，促进瘀肿消散、吸收的作用；还能促进骨折的愈合，使关节、筋络得到濡养，防止筋肉萎缩、关节僵硬、骨质疏松等，有利于损伤肢体功能的恢复。目前，功能锻炼在伤科临床中已被普遍运用，并被列为治疗筋骨损伤的基本方法之一。

第二节　分类与功效

一、分类

功能锻炼在临床上分为局部锻炼、全身锻炼和器械锻炼。

1. 局部锻炼　指导患儿主动进行伤肢的活动，防止关节僵硬、筋肉萎缩，尽快恢复功能。如肩关节受伤，练习耸肩、上肢前后与内外摆动等；下肢损伤，练习踝关节背伸、跖屈，股四头肌舒缩活动，髋关节与膝关节的屈伸等动作。

2. 全身锻炼　指导患儿采取一定的方法进行全身锻炼，可促使气血运行，尽快地恢复整体脏腑功能。全身锻炼不但可以预防治疗疾病，还能弥补药物与按摩手法之所不及。

3. 器械锻炼　指导患儿利用特定的器械进行锻炼，以加强伤肢筋肉的力量，常用的方法有足蹬功力车、手拉滑车、搓转钢球等。其中脚踏转轴锻炼下肢关节的功能；拉滑车锻炼肩关节的功能；搓转钢球锻炼手指关节的功能等。

二、功效

1. 活血化瘀、消肿止痛　伤后瘀血凝滞，经络阻塞不通引起疼痛和肿胀。局部与全身锻炼能起到推动气血流通、促进血液循环的作用，达到活血化瘀、消肿止痛的目的。

2. 濡养筋络、滑利关节　损伤后期与筋肉劳损，局部气血不充，筋失所养，肢体酸痛麻木。锻炼后气血运行通畅，化瘀生新，舒筋活络，筋络得到濡养，可使关节灵活，屈伸自如。

3. 祛瘀生新、促进愈合　功能锻炼既能活血化瘀，又能改善气血循行、祛瘀生新，有利于骨折愈合。在夹板固定下锻炼活动，不仅能保持良好的对位，而且还可以对骨折的轻度残余移位逐步矫正，使骨折愈合与功能恢复同时并进。

4. 活动筋肉、防治萎缩　骨折、关节脱位或严重的伤筋而致肢体废用，久之必然导致不同程度的筋肉萎缩，积极的锻炼可以减轻或防止筋肉萎缩。

5. 避免粘连、增强骨质　关节粘连和骨质疏松的原因很多，但主要原因还是伤肢被长期固定和缺乏活动。通过功能锻炼，可使气血通畅，增进局部营养，避免关节粘连和骨质疏松的发生。

6. 扶正祛邪、利于康复　损伤可致全身气血虚损、脏腑不和，并能由此而致风寒湿外邪乘虚侵袭。通过锻炼能调节整个机体，促使气血充盈，肝血肾精旺盛，筋骨强劲，扶正祛邪，有利于损伤的康复。

三、体位

卧位、坐位与立位。损伤早期或患儿不能站立时，多采用卧位或坐位锻炼；损伤后期多采用立位锻炼，或练习步行等。

伤科各个部位锻炼方法，既有加强脊柱与四肢关节的活动功能，又有促进全身气血运行、增强体力的功效。

四、注意事项

1. 辨明伤情、估计预后　在医护人员指导下贯彻各个不同时期的锻炼计划，尤其对严重损伤的患儿，应分期、分部位进行练习，不能死搬硬套。

2. 明确目标、增强信心　将锻炼的目的、意义与必要性向患儿解释清楚，以充分发挥其主观能动性，增加其锻炼的信心和耐心。

（1）锻炼上肢的主要目的是恢复手的功能。上肢各个部位的损伤，均应注意手部各指间关节、掌指关节的早期功能锻炼，特别要保持各关节的灵活性，对手部损伤更应如此。

（2）锻炼下肢的目的是恢复负重和行走功能，要注意保持各关节的稳定性。在各组肌肉中，尤其需要有强而有力的臀大肌、股四头肌和小腿三头肌，才能保持正常的行走。

（3）正确选择锻炼方法，以主动练习为主，严格遵守循序渐进的原则。每次锻炼的次数由少到多，幅度由小到大，时间由短到长，以锻炼时不加重疼痛，或稍有轻微疼痛而尚能忍受为标准。一般每日 2～3 次，后期可适当增加。具体的锻炼时间应持续多久，运动量应增加多少以及运动方式的变换，都应根据筋骨病损后的修复、治疗效果的变化，患儿自我感觉而不断调整，不能做硬性规定。在锻炼过程中，肢体会有轻度疼痛反应，一般会逐渐减轻且活动功能逐渐好转，但若骨折局部疼痛增加时则应检查锻炼方法是否正确。对下肢骨折，从开始的扶拐步行锻炼到负重步行锻炼，需有一个过渡时期。若出现伤肢肿胀，可抬高伤肢休息，待肿胀消退后继续练习负重行走，如此循环反复数十次即能适应。

3. 适度锻炼、防止再伤　防止因锻炼而加重损伤。锻炼时应思想集中，全神贯注，局部与整体锻炼相结合，必要时应用器械锻炼配合。骨折、脱位或伤筋早期，应避免重复其损伤动作的锻炼，防止再度损伤和影响损伤的愈合。如前臂骨折，应禁止过早的前臂旋转活动；肩关节前脱位，禁止过早的上臂外展外旋活动；踝关节外侧急性扭伤，禁止过早的足内翻活动等。

4. 因时制宜、利于康复　锻炼过程中要适应四时气候，注意保暖，特别应注意避风寒，以防止引起外感。陈伤或损伤后遗症，可在锻炼前配合中药洗敷，锻炼后做自我按摩等。

第三节　常用功能锻炼方法

一、颈肩部锻炼方法

功效：活动颈部小关节，增加颈部肌力，辅助治疗落枕和颈椎病等引起的头颈项背筋肉酸痛的筋伤病症，如能配合热敷则效果更好。活动肩关节，恢复两臂及肩关节的功能，对颈背部筋肉损伤，小儿臂丛神经损伤等引起的粘连、疼痛有防治作用。

准备姿势：双足分开，与肩等宽，两手叉腰，目视前方。

第一式：慢慢抬头时吸气、呼气还原；低头呼气、吸气还原；头颈向左侧弯、还原；头颈向右侧弯、还原；头颈向左右各环转一圈。

第二式：将手臂抬高，两手平举成一水平线，两臂经前至胸前平屈后振，双臂平举掌心向上。

第三式：两手放于肩上，肩关节由前向后摇转三圈，头颈向左右各环转一圈；肩关节由后向前摇转三圈，头颈向左右各环转一圈。

第四式：两手放在腹前，手指交叉，掌心向内；反掌上举，掌心向上，同时抬头目视手指，还原。

第五式：左手叉腰，右手下垂，右臂自下向前，向上，再向后摇转一圈；左臂自下向后，向上，再向前摇转一圈。用力要轻柔，臂部应放松。

注意事项：以上各式重复4次，初起动作幅度不宜太大，以患儿能耐受为度。

二、腰、背部锻炼方法

功效：活动腰背部，能疏通气血，放松腰背部筋肉，锻炼脊椎的旋转活动功能，辅助治疗急性腰扭伤、腰椎后关节紊乱症、脊柱侧弯等引起的腰背筋肉酸痛、腰椎活动受限等症状。久练亦可增强腰背部肌力，且具有固肾以及舒展全身筋脉等作用。

准备姿势：双足分开，与肩等宽，两手自然下垂，目视前方。

第一式：双臂前屈平举，双手握拳，上体向左转90°，还原；上体向右转90°，还原。

第二式：左手叉腰，右手上举贴于耳前，同时上体左侧屈；右手叉腰，左手上举贴于耳前，同时上体右侧屈。

第三式：双手叉腰以腰部为轴，上身做360°来回旋转。

第四式：两手置于腹前，掌心向下；腰向前弯，手掌下按着地，还原。两腿要伸直，膝关节勿屈曲。

第五式：俯卧，双腿跪地，双手撑于膝前，用腰部力量慢慢向前推双手，推至最大限度；再用腰部慢慢还原。

第六式：俯卧，双手、双脚同时抬起，保持5秒钟，休息2秒钟，再重复。

第七式：卧位用腹力起坐，双手叉腰，左、右转动上体三次，然后抬肩，两肩慢慢抬高，接着用力放下，放松重复。

第八式：仰卧，双手抱双膝，以腰部为支点，身体向头部和足部来回下压（如不倒翁状）。

注意事项：以上每一式重复4次，根据患儿情况每次选4～5式，初起动作幅度不宜太大，以患儿能耐受为度。

三、上肢部锻炼方法

功效：促进指、掌、手腕部、前臂与上臂的气血运行，增强指、掌、腕、上臂及前臂肌力，帮助恢复掌指关节的功能，腕关节背伸、掌屈功能，前臂的旋转功能和肘关节伸屈功能等。对于小儿桡骨小头半脱位、小儿臂丛神经损伤、腕关节扭伤、桡骨茎突部狭窄性腱鞘炎、腕部腱鞘囊肿、屈指肌腱腱鞘炎等有很好的辅助治疗及巩固疗效作用。

第一式：将手指尽量伸展张开，然后用力屈曲握拳，左右交替进行。

第二式：两臂向前平举时，掌心朝上，逐渐向前内侧旋转，使掌心向下，握拳过程要有"拧"劲，如同拧毛巾一样（故称拧拳），还原变掌，反复进行。

第三式：将两手掌翘起呈立掌的姿势，随后逐渐下垂成钩手，动作要缓慢有力。

第四式：两足分开站，两手下垂，右手握拳，前臂向上，缓缓屈肘；渐渐伸直还原；左手握拳，渐渐屈肘；缓缓伸直还原。

第五式：两足分开站立，左手叉腰，右上肢屈肘上举。右手握拳做前臂旋前动作；随后渐渐旋后，上臂尽量不动；还原，改右手叉腰；左手做同样动作。

注意事项：以上每式重复4次，初起动作力度、幅度不宜太大，后逐渐加强。

四、下肢部锻炼方法

功效：增强腰臀部及下肢筋肉的力量，恢复髋、膝、踝的伸屈功能。辅助治疗骶髂关节半脱位、少儿髋关节疼痛综合征、臀肌挛缩、腓总神经损伤、小儿弓形腿、踝关节扭伤等病症。常练可健腿力，强腰膝，防治下肢关节和筋肉挛缩麻木，筋肉酸痛等。

第一式：站立，双足并拢，左足足跟离地面20cm处定位，疲劳时放下，右侧相同动作（如登高状）。

第二式：两足分开，与肩同宽，两手叉腰，四指在前，右腿屈膝，左腿伸直然后下蹲；还原；左腿屈膝，右腿伸直然后下蹲；还原。练功时上身宜伸直，双目平视前方，初练时不必过分下蹲。

第三式：两足正立，足跟并拢，两膝并紧，身体前俯，双膝微屈，两手轻按于膝上，目视前下方；两膝自左向后、右、前做回旋动作；自右向后、左、前回旋；每呼吸1次，膝部回旋1周。

第四式：两足分开，与肩同宽，两手抱肘；足尖着地，足跟轻提，随后下蹲，尽可能臀部接触足跟，两手对掌伸开两臂伸直平举；起立恢复。下蹲程度根据患儿的可能，不应勉强，必要时可扶住桌椅进行。

第五式：两足正立，两手叉腰，拇指在后；右小腿向后提起，以足跟触及臀部为度，大腿保持原位，然后右脚向前踢出，足部尽量跖屈；还原再后踢；右下肢抬起屈膝，右足向里横踢，似踢毽子一样；右下肢抬起屈膝，右足向外横踢；练完后换左下肢做相同动作。

第六式：仰卧，双下肢尽量伸直，首先从左侧开始，屈踝，屈膝，屈髋45°左右，蹬直小腿，放平踝部；右侧动作相同。

第七式：仰卧，双下肢以自然的蹬运三轮车的动作，进行反复交替的运动。

第八式：仰卧位，腿伸直，两手自然放置体侧。做直腿抬举动作，幅度可逐渐增大。后期可在小腿远端绑沙袋增加重量练习。

注意事项：以上每式重复4次，根据患儿情况每次选4～5式，初起动作力度、幅度不宜太大，后逐渐加强。

主 要 参 考 书 目

1. 步宏，李一雷．病理学［M］．北京：人民卫生出版社，2018.

2. 王庭槐．生理学［M］．北京：人民卫生出版社，2018.

3. 丁文龙，刘学政．系统解剖学［M］．北京：人民卫生出版社，2018.

5. 郑玉涛．小儿解剖生理与临床应用［M］．西安：西安交通大学出版社，2010.

6. 国家中医药管理局．中华人民共和国中医药行业标准 ZY/T001.1 ～ 001.9-94 · 中医病证诊断疗效标准［S］．南京：南京大学出版社，1994.

7. 金义成．小儿推拿学［M］．上海：上海科学技术文献出版社，1998.

8. 张锐．张汉臣小儿推拿［M］．青岛：青岛出版社，2017.

9. 宋柏林，于天源．推拿治疗学［M］．北京：人民卫生出版社，2016.

10. 孙德仁．少儿亚健康推拿调理［M］．北京：中国中医药出版社，2010.

11. 金义成，石学敏．中国推拿全书［M］．长沙：湖南科学技术出版社，2018.

12. 张奇文，朱锦善．实用中医儿科学［M］．北京：中国中医药出版社，2016.

13. 柴铁劬．针灸穴名解［M］．北京：科学技术文献出版社，2009.

14. 中华中医药学会．中医养生保健技术操作规范 · 少儿推拿［M］．北京：中国中医药出版社，2011.

15. 邵水金，孙菊光．中医常用腧穴解剖学［M］．北京：中国中医药出版社，2018.

16. 黄桂成，王拥军．中医骨伤科学［M］．北京：中国中医药出版社，2017.

17. 郭长青，殷振瑾．名家推拿医案集锦［M］．北京：中国盲文出版社，2012.

18. 周信文．推拿治疗学［M］．上海：上海浦江教育出版社，2012.

19. 刘秉夫．伤科指要［M］．上海：上海中医药大学出版社，2007.

20. 朱书秀，吴绪平．筋伤病症卷［M］．北京：中国医药科技出版社，2008.

21. 宋柏林，于天源．推拿治疗学［M］．北京：人民卫生出版社，2013.

22. 薛立功．中国经筋学［M］．北京：中医古籍出版社，2015.

23. 段胜如．段胜如正骨按摩经验［M］．北京：人民卫生出版社，2007.

24. 钟士元．人体经筋病治疗与扳机点图解［M］．广州：广东科技出版社，2013.

25. 黄桂成．中医筋伤学［M］．北京：中国中医药出版社，2018.